Körperinstrument Stimme

Christiane Kiese-Himmel

Körperinstrument Stimme

Grundlage, psychologische Bedeutung, Störung

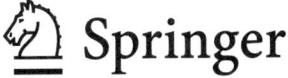 Springer

Christiane Kiese-Himmel
Göttingen, Deutschland

ISBN 978-3-662-49647-3   ISBN 978-3-662-49648-0 (eBook)
DOI 10.1007/978-3-662-49648-0

Die Deutsche Nationalbibliothek verzeichnet diese Publikation in der Deutschen National-
bibliografie; detaillierte bibliografische Daten sind im Internet über http://dnb.d-nb.de abrufbar.

Umschlaggestaltung: deblik Berlin

Gedruckt auf säurefreiem und chlorfrei gebleichtem Papier

Springer ist Teil von Springer Nature
Die eingetragene Gesellschaft ist Springer-Verlag GmbH Germany
Die Anschrift der Gesellschaft ist: Heidelberger Platz 3, 14197 Berlin, Germany

Für die einzigartigen Stimmen
von
Lennart, Henrik, Emil, Mattis und Fabian

Vorwort

Stimme ist ubiquitär. Sie begegnet uns täglich – nicht nur im Selbstgespräch und in der Unterhaltung mit anderen. Die Übertragung von Stimmen durch Telefon, Anrufbeantworter/Sprachboxen, Warteschleifen, Gegensprechanlagen bei Türklingeln, Funk, Fernsehen, Internet, die „Navi-Stimme", das Voice-Over, sie alle sind inzwischen selbstverständlich. Im Berufsleben gilt die Stimme als ein Garant für Erfolg und Karriere – und das nicht nur in Medienauftritten. Nein, der natürlich gesprochene Kontakt mit Kunden, mit Kollegen in Meetings oder die synthetische Stimme des Sprachcomputers bei der Telefonauskunft, der automatische Anrufbeantworter, die „Stimmkonserve" in öffentlichen Verkehrsmitteln, die stimmakustische Einführung eines Produkts in der Werbung, sie alle setzen ganz bewusst auf die Wirksamkeit der „Stimme". Entsprechend vielfältig sind die Ratschläge und wissenschaftlichen Empfehlungen zur Verbesserung dieses dem Menschen ureigenen Instruments seines Körpers: von praktischen Tipps über Audio-Vorgaben als Stimmmodell bis hin zur Arbeit an der Stimme in funktionalen Stimmtrainings, kombiniert mit Sprecherziehung und/oder Kommunikationskursen. Gleichzeitig nimmt aber vor dem Hintergrund eines gestiegenen mündlichen Kommunikationsbedarfs die Zahl an stimmgestörten Patienten zu. Die Beschäftigung mit der Stimme hat so Konjunktur und das auch in den Kulturwissenschaften, in der Genderforschung oder in theaterästhetischen Kontexten.

Und trotzdem war es ursprünglich nicht meine Intention, (noch) ein Buch zur „Stimme" zu schreiben. Doch letztendlich konnte ich der freundlichen Stimme einer Mitarbeiterin in der Programmplanung im Springer Verlag mit ihrem überzeugenden Vorschlag, einen kompakten Reader zu den wesentlichen Phänomenen der Stimme des Menschen zu verfassen, nicht widerstehen – eine reizvolle Herausforderung. Wieder ein Beleg dafür, dass „Stimme" nicht nur ein individuelles Körperinstrument ist, sondern auch als sozial orientiertes Werkzeug im Handlungsdialog Entscheidungen (mit)bestimmt. Insofern hat Stimme ihren Stellenwert jenseits der Mythologie und es muss nicht unbedingt der vermeintlich früheste Dichter des Abendlandes, Homer, zitiert werden, der in seinem Epos die Verführung von Odysseus durch den verheißungsvollen Klang der Sirenen beschreibt.

Der vorliegende Band macht „Stimme" zum zentralen Thema. Aus verschiedenen Blickwinkeln werden unter dem Primat der Allgemeinverständlichkeit vor allem die gesunde, aber auch die kranke Stimme betrachtet und eine Vielzahl an Erkenntnissen bzw. Studienergebnissen verdichtet präsentiert – in der Hoffnung, jeden an dieser Thematik interessierten Leser anzusprechen. Fachbegriffe werden daher weitestgehend übersetzt.

Monika Radecki, Sigrid Janke und Martina Kahl-Scholz vom Springer-Verlag haben Entstehung und Drucklegung des Buches professionell begleitet und mich stets unterstützt. Hierfür danke ich ihnen.

Christiane Kiese-Himmel
Göttingen, im August 2016

Inhaltsverzeichnis

Die Autorin

Christiane Kiese-Himmel, Diplom-Psychologin, approbierte Psychologische Psychotherapeutin, Fachpsychologin für Klinische Psychologie BDP, ist Leiterin der Phoniatrisch/Pädaudiologischen Medizin an der Universitätsmedizin der Georg-August-Universität Göttingen. Ihre Arbeitsschwerpunkte sind: Frühe Sprachentwicklung; Sprachentwicklungsstörungen; taktil-kinästhetische Wahrnehmung bei jungen Kindern; auditive Verarbeitungs- und Perzeptionsstörungen sowie psychosomatische Dysphonien im Erwachsenenalter.

Prof. Kiese-Himmel hat mehrere psychologische Testverfahren entwickelt, ist Herausgeberin einer Buchreihe in der Internationalen Verlagsgruppe der Wissenschaften Peter Lang und Buchautorin. Daneben ist sie im wissenschaftlichen Beirat von kommunikationsmedizinischen Zeitschriften und an der Erstellung von verschiedenen interdisziplinären Leitlinien für ihre Fachgesellschaft in der Arbeitsgemeinschaft der Wissenschaftlichen Medizinischen Fachgesellschaften (AWMF) in Deutschland beteiligt.

Einführung zur Bedeutung des Phänomens „Stimme"

Christiane Kiese-Himmel

© Springer-Verlag Berlin Heidelberg 2016
C. Kiese-Himmel, *Körperinstrument Stimme*, DOI 10.1007/978-3-662-49648-0_1

„Stimme" ist ein traditioneller Forschungsgegenstand, wobei das Augenmerk hier auf die Bedeutung von Stimme gerichtet wird. **Grundsätzlich wird zwischen Sprech- und Singstimme**[1] **unterschieden.** In der Einführung wird der interdisziplinäre Standort des Phänomens „Stimme" hervorgehoben und es werden Meilensteine der Forschung auf historischem Hintergrund genannt. So wird unter Bezug auf die verbale Kommunikation, den Höreindruck, die Sprechwirkung sowie auf die technischen Errungenschaften zur Abbildung von Stimme die Bedeutung der Körperfunktion „Sprechstimme" aufgezeigt und in diesem Zusammenhang werden auch einige Stationen der Entstehung der ärztlichen Kommunikationsmedizin gestreift.

Ja, ich bekenne: Ich spreche gern (und viel) mit anderen Menschen, das nennt man verbale „Kommunikation". Dazu bedarf es eines „Tools". Das ist die „Stimme", deren offensichtlichster Aspekt, ihr Klang, besonders in der sozialen Interaktion[2] einen hohen Stellenwert hat. Das Ideal ist eine anstrengungsarme, natürliche, klare, klangvolle, resonanzreiche, modulations- und tragfähige Stimme, frei von Nebengeräuschen.

Der überwiegende Teil der **Kommunikation** zwischen Menschen erfolgt **sprachfrei (nonverbal).** Viele Informationen werden durch Blickverhalten, Mimik, Gestik und Körperhaltung (paralinguistische Informationen) vermittelt. Doch diese sind nicht so differenziert wie die **sprech-sprachliche (verbale)** Kommunikation, in der die Stimme als Toninstrument und als Träger von Sprache fungiert (Mathelitsch und Friedrich 1995). Mehr noch, als einzige Spezies stehen dem Menschen zwei vokale Kommunikationssysteme zur Verfügung: die *Sprechstimme,* die sich vor allem durch schnell wechselnde Tonhöhen auszeichnet, und die *Sing- bzw. Gesangsstimme,* die zwar ein weitaus größeres Tonspektrum hat, doch sich auf einer unveränderten Tonhöhe bewegt (z. B. Haefliger 1993, 2000; Seidner und Wendler 2010; Sundberg 2015). Beide Stimmen, die sich im Verlauf der Lebensspanne verändern, lernt der Mensch im Einklang mit der ihn umgebenden Kultur und Gesellschaft zu verwenden. Meyer-Kalkus (2001, S. 445) bezeichnet Stimme „als geistig-körperliche Emanation der Person".

Die „Stimme" ist seit Jahrtausenden ein attraktives Forschungsobjekt. Der Phonetiker[3] Gulio E. Panconcelli-Calzia (1878–1966) spricht im Titel eines seiner Bücher (Panconcelli-Calzia 1961) von „3000 Jahre Stimmforschung". Eine zentrale Rolle in der historischen Stimmforschung spielte der Arzt Claudius Galenus (etwa 129–216 n. Chr.) Durch anatomische Studien am Schwein gelang es ihm, die an der Stimmproduktion beteiligten Körperorgane (Kehlkopf und Stimmlippen) und – wenn auch noch grob – den Funktionsablauf der Stimmgebung zu beschreiben. Am Anfang der modernen Stimmforschung stand der spanische Opernsänger und Gesangspädagoge Manuel Patricio Rodríguez García (1805–1906). Seine Selbstuntersuchungen am Kehlkopf und seine Beobachtungen der Bewegungsabläufe beim Singen (noch mit einem Zahnarztspiegel) waren Meilensteine in der Stimmphysiologie und der Ausgangspunkt des von ihm erfundenen Kehlkopfspiegels (Laryngoskop) im Jahr 1855 (García 1878). Es waren schließlich der Mediziner Ludwig Türk (1810–1868) und der Physiologe Johann Nepomuk Czermak (1828–1873), die einige Jahre später das Layngoskop, welches eine systematische Spiegelung des Kehlkopfs ermöglichte, als Standarddiagnostik in die Klinik der Stimmstörungen einführten (siehe in von Navratil 1914). Czermak ist im Übrigen auch der Erfinder der Kehlkopf-Fotografie.

Mit den neuen technischen Hilfsmitteln konnte die Stimme zunehmend physiologisch, laryngologisch und elektrisch erforscht sowie theoretisch fundiert werden, sodass die Erkennt-

---

1   Der Umfang einer Singstimme ist mit über zwei Oktaven deutlich größer als der einer Sprechstimme.
2   Das meint wechselseitig aufeinander bezogenes Handeln.
3   Phonetik ist die Lehre von der Lautbildung durch die Sprechorgane des Menschen.

nisse zu Stimmerkrankungen wuchsen und Grundlagen für die Entwicklung eines medizinischen Spezialgebiets geschaffen wurden: die *Stimm- und Sprachheilkunde*. Doch nicht nur Vertreter aus Physiologie, Medizin, Biologie, Physik oder Bioakustik brachten die Stimmforschung voran; sie wurde mit der Zeit immer mehr ein interdisziplinärer Untersuchungsgegenstand und eine multidisziplinäre Aufgabe, an der Sprachwissenschaftler, unter ihnen hauptsächlich Phonetiker, Kommunikationswissenschaftler, und u. a. Psychologen, Stimmpädagogen, Musik- bzw. Theaterwissenschaftler, Schauspieler und Sänger mitwirkten.

Stimme ist hörbar. Aus dem Vox[4]-Haus in Berlin wurde ab dem 29. Oktober 1923 über einen posteigenen Rundfunksender, einem Mittelwellen-Sender, offiziell ein regelmäßiges Radio-Programm in Deutschland ausgestrahlt. Rundfunk-, insbesondere Nachrichtensprecher waren primär Männer. Die Sendungen waren aber noch nicht in dem Sinne personalisiert, dass eine Sendung auf einen individuellen Sprecher ab„gestimmt" war bzw. ein Sender, der sich mit einer „Station-Voice" profiliert, also einem Sprecher, der alle programmlichen Rahmenelemente spricht. Die Bedeutung einer individuellen Sprecherstimme für die Wiedererkennung eines Programms wurde erst später erkannt.

Durch das akustische Medium „Hör"funk zu Beginn des 20. Jahrhunderts hatte sich die Stimmübertragung von der körperlichen Präsenz gelöst. Mit dem Rundfunk konnten erstmals auch Singspiele einem großen und breiten Publikum zugänglich gemacht werden, ohne dass ein Opernhaus oder Theater besucht werden musste. In den Fünfzigerjahren wurde ein Ultrakurzwellen- (UKW-)Netz aufgebaut, welches die Stimmübertragung in bedeutend besserer Tonqualität ermöglichte. Das war insbesondere von Bedeutung für eine durch die Stimme brillierenden Kunstform: dem Hörspiel. Es begegnet uns heute in verschiedenen Erscheinungsweisen: als gesprochenes Kunstwerk von einem Erzähler[5] (die „Erzählerstimme"), als inszenierte „Figurenrede" oder als experimentelles, „sprachloses" Klangphänomen, ggf. elektronisch erzeugt als Hörspiel in einem bestimmten Sounddesign, z. B. mit synthetischen Stimmen, die man von Navigationssystemen kennt („Navi-Stimme").

In den zwanziger Jahren des vorigen Jahrhunderts hatte die Stimmforschung noch einen bedeutsamen Impuls erhalten: durch die Entwicklung des (gegen Ende des 19. Jahrhunderts entstandenen) Stummfilms zum Tonfilm und durch die Weiterentwicklung der Mikrofontechnik zur Verstärkung der Stimme (vom Kohlemikrofon mit niedriger Signalqualität im 19. Jahrhundert zum dynamischen Mikrofon und Kondensatormikrofon mit überlegener Klangqualität). Der Tonfilm durchlief dann verschiedene technische Produktionsstufen, die Ende des 20. Jahrhunderts im digitalen Verfahren mit Rauschunterdrückung als Mehrkanaltonsystem unter der Bezeichnung „Dolby Digital" mündete. Seitdem waren Übertragung und Lokalisation von Stimmen in einer hervorragenden Klangqualität möglich. Ende des 20. Jahrhunderts kamen die ersten Stimm- und Sprecherkennungssysteme auf den Markt, z. B. das IBM Voice Type Diktiersystem, und zunehmend mehr wurde an der Entwicklung von Spracherkennungs-Software für Windows-PCs gearbeitet.

1913 wurde die (1891 begründete) „Medizinisch-pädagogische Monatsschrift für die gesamte Sprachheilkunde mit Einschluss der Hygiene der Lautsprache" in der Herausgeberschaft des Berliner Arztes Hermann Gutzmann sen. (1865–1922) in 'Internationales Zentralblatt für experimentelle Phonetik' „Vox" umbenannt. Von nun an wurde sie in Co-Herausgeberschaft mit dem bereits o. g. Phonetiker Gulio E. Panconcelli-Calzia publiziert. 1922 wurde von dem Gutzmann-Schüler Miloslav Seemann (1892–1975) an der Karls-Universität in Prag eine Phoniatrie[6]-Ambulanz

---

4   Vox ist ein lateinisches Substantiv und bedeutet „Stimme" (im erweiterten Sinn auch Ton, Klang, Schall).
5   Zu Gunsten des Leseflusses beschränke ich mich auf die männliche Geschlechtsform; selbstverständlich sind immer Männer und Frauen gleichermaßen gemeint.
6   Damals noch Stimm- und Sprachheilkunde, heute ärztliche Kommunikationsmedizin.

eröffnet und hiermit in der damaligen Tschechoslowakei das medizinische Fach „Phoniatrie" institutionell begründet, nachdem Hermann Gutzmann sen. 10 Jahre zuvor dieses Fachgebiet an der Universitätsklinik für Hals- und Nasenkranke der Charité in Berlin etabliert hatte. Prag entwickelte sich (neben Berlin und Wien) zu einem führenden phoniatrischen Zentrum Europas.

In der Mitte des Jahrhunderts erschienen zahlreiche wissenschaftliche Abhandlungen, u. a. zur Bedeutung von Lauten als Mittel der Wortdifferenzierung (anhand langer und kurzer Vokale oder gedehnter Konsonanten), zur Einführung der Silbe als phonologische Begrifflichkeit[7] sowie zum Stellenwert der Sprechmelodie in der Entschlüsselung von sprechstimmlich übermittelten Informationen jenseits der lexikalisch-semantischen Ebene[8] (z. B. von Essen 1962). Felix Trojan (1895–1968) hatte einige Jahre früher eine Typologie des sprechstimmlichen Ausdrucks vorgelegt: die phonetische Lautstilistik (Trojan 1948). Der interaktionslinguistischen Perspektive, also der Berücksichtigung des Gebrauchs phonetischer Merkmale im Gespräch (Stichwort: „Konversationsanalyse"), wurde jedoch erst durch Publikationen im letzten Viertel des 20. Jahrhunderts verstärkt Rechnung getragen. Lotzmann (1991) betrachtete die kranke Stimme aus sprechwissenschaftlicher Sichtweise.

Im Jahre 1967 wurde in Prag die erste eigenständige kommunikationsmedizinische Klinik eröffnet, in der Erkrankungen der Stimme untersucht und behandelt werden konnten. Schließlich hat der Spezialist für Kommunikationswissenschaften und Kommunikationsstörungen Joseph C. Stemple im Jahr 1993 mit Blick auf die vorhergehenden 25 Jahre ein neues Verständnis der Sprechstimme entworfen und einen Bogen zur klinischen Praxis geschlagen (Stemple 1993). Gegen Ende des 20. Jahrhunderts wurden computerunterstützte akustische Stimmanalysenmethoden entwickelt, u. a. die „Stimmfeldmessung" (Waar und Damste 1968) oder das „Göttinger Heiserkeits-Diagramm" (Michaelis 1999) und in der Klinik zur Diagnostik kranker Stimmen etabliert. Schließlich wurde im Jahre 2014 die erste (private) Deutsche Stimmklinik in Hamburg eröffnet.

Seit 1999 gibt es den internationalen Tag der Stimme („World Voice Day"), gewidmet der menschlichen Stimme. Dieser Tag ist eine Huldigung des vokalen Körperinstruments, das in Einzelfällen auf der Basis einer individuellen Begabung zu einer bemerkenswerten Leistung ausgebildet werden kann. An dieser Stelle sei kurz erwähnt, dass es der US-amerikanische Gesangspädagoge Cornelius L. Reid (1911–2008) war, der eine „funktionale Stimmbildung", eine Ausbildung der Stimme zum Sprechen bzw. Singen, entwickelte, lehrte und praktizierte. Der „World Voice Day" fördert zugleich die Aufmerksamkeit für den bewussten und verantwortungsvollen Umgang mit der eigenen Stimme. Denn wenn uns der Gebrauch der Stimme auch selbstverständlich ist und wir sie stets mit uns führen, ist sie ein Werkzeug des Körpers, das gepflegt werden will.

■ **Doch was ist eigentlich „Stimme"?**

„Stimme" ist das Resultat des Zusammenwirkens verschiedener Körperorgane und Körperregionen mit dem Energielieferanten „Atmung" zur Erzeugung von Höreindrücken. Stimme ist ausgeatmete, schwingende Luft, die zum Klingen gebracht wird, daher die Bezeichnung „Stimmklang". Stimme ist also ein wahrnehmbares Ereignis.

Über die Stimme wird ein gemeinsamer Klangraum zwischen Stimmnutzer und Hörer geschaffen. Stimmen haben eine unmittelbare Wirkung auf den Hörer, ihr Klang bestimmt die Art des Zuhörens: Stimme steht zwischen Sprechen und Sprache. Eine gesunde Stimme und eine deutliche Artikulation beeinflussen die Kommunikation positiv, eine heisere Stimme oder eine schlechte Artikulation reduzieren Aufmerksamkeit und Rezeptionsbereitschaft des Hörers (z. B. Bastian

---

7   Die Phonologie untersucht Sprachlaute in linguistischer Perspektive, sie befasst sich mit der Lautform.
8   Bedeutung von kleinsten sprachlichen Einheiten und Wörtern.

1985) und beeinträchtigen die Kommunikation. Wenn eine Stimme angenehm klingt, hört man ihr gerne zu. Je interessanter die Stimme eines Vorlesers oder eines Lehrers ist, desto aufmerksamer wird ihr gelauscht, was die Merk- und Lernleistung positiv beeinflusst (Voigt-Zimmermann 2011). Gleichzeitig bietet sie insbesondere für Kinder ein „vokales Modell". Es ist bekannt, dass Kinder imitationsfreudig sind und vor allem Personen desselben Geschlechts imitieren. Zum Beispiel wurde gezeigt, dass das Sprechverhalten von Erzieherinnen in Kindertageseinrichtungen den Stimmgebrauch der Kinder negativ beeinflussen kann, wenn die Erzieherin dauerhaft zu hoch spricht. Aus diesem Grund ist einem Kind stets ein gutes vokales Modell anzubieten.

Ein Hörer hört durch die Stimme eines Vorlesers oder Sprechers nicht nur die inhaltliche Botschaft, sondern kann ihr auch über den vermittelten Inhalt hinaus „vokale Daten" und weitere Botschaften entnehmen. Stets gibt die Stimme durch ihren Klang und durch ihre Dynamik unbewusst etwas über ihren Sprecher preis. Im Stimmklang spiegeln sich neben Persönlichkeitseigenschaften auch Einstellungen sowie die habituelle und aktuelle emotionale Lagebefindlichkeit („momentane Verfassung"); zudem lassen sich ggf. Hinweise auf sein gesundheitliches Befinden bzw. auf Krankheiten finden. Abercrombie (1967) spricht diesbezüglich von „Indexmerkmalen" der Stimme („indexical features").

Eine Stimme vermag beim Hörer gezielt Emotionen, Verhaltensweisen, Nähe oder Distanz hervorzurufen. Das kann auch manipulativ eingesetzt werden (zur digitalen Manipulation siehe in ▶ Abschn. 4.5). Stimmen können zu-, ein- und aufdringlich sein – evtl. medientechnisch unterstützt. Sie können locken, magisch anziehen, fesseln, betören, elektrisieren, sie können abstoßen, verführen, drohen und propagandistisch missbraucht werden (die Stimme „als Waffe"; die Stimme „des Führers"; die Stimme „des Einflüsterers"). Stimme verleiht Macht. Arno Fischbacher (2010) pointiert: „Geheimer Verführer Stimme". Auf eine auffällige Präsenz von „Stimme" wird insbesondere auf der Bühne gesetzt („theatralische Stimme"). Der verstorbene Schlagersänger und Schauspieler Frank Sinatra war „die Stimme Amerikas", die Stimme des 20. Jahrhunderts. Anlässlich seines 100. Geburtstags am 12. Dezember 2015 kündigten die Medien diesen Ehrentag des Superstars nur mit den Worten „The Voice wird 100" an. Das reichte aus, um zu wissen, um wen es sich handelt.

Jeder hörgesunde Mensch kann seine eigene Stimme unmittelbar hören und bedingt deren Klangwirkung auf andere Menschen wie auch Tiere wahrnehmen. Hört man die eigene Stimme, ist ihr Klang die Summe aus äußerem Schall, der durch Druckschwingungen der Luft übermittelt auf die Ohren trifft („Luftschall"), und innerem Schall, der innerhalb des Körpers über die Knochen des Schädels zum Innenohr gelangt („Körperschall"). Seit Ende des 19. Jahrhunderts ist es technisch möglich „Stimme" zu „konservieren" und ihr dadurch die Vergänglichkeit, den Flüchtigkeitscharakter des Klingens, das Verklingen, zu nehmen. Durch den von Thomas Alva Edison (1847–1931) im Jahr 1877 gebauten Phonographen, dem ersten Tonaufzeichnungsgerät (und in diesem Sinn ein Vorläufer des Grammophons, welches 1887 erfunden wurde) konnte gesprochenen Sprache reproduziert werden[9]. Das erlaubte einem Sprecher erstmals die (verwirrende) Erfahrung, dass sich die eigene Stimme im aufgezeichneten Modus anders anhört als beim unmittelbaren Sprechen. Auch wenn anfänglich auf technisch niedrigem Niveau, teilt die Tonbandaufnahme eine wesentliche Eigenschaft mit der Hörsituation anderer Stimmen: zu hören sind nur die durch die Luft übertragenen Schallwellen. Ein Sprecher hingegen hört auch den unmittelbar beim Sprechen übertragenen Körperschall, also die durch Schädelknochen zum Trommelfell im Innenohr gelangenden Schallwellen (1550 erstmals durch den italienischen Universalgelehrten Gerolamo Cardano [1501–1576] beschrieben). So empfindet man die eigene

---

9   Weitere „Tonkonserven" sind die Schallplatte, die Musikkassette sowie digitale Tonträger (z. B. CD, MP3).

Stimme, hört man sie „von außen", anders als „von innen". Erstere ist zumindest unvertraut. Zuweilen ist auch die Rede vom Erschrecken beim erstmaligen Anhören der eigenen Stimme. Diese „Selbstbegegnung" mit der aufgezeichneten Stimme soll angeblich sogar für leichte Fälle von Kontaktschwäche oder periodische Ratlosigkeit psychotherapeutisch zu nutzen sein (Wilhelm 1953).

Die Stimme des Menschen kann aus verschiedenen Perspektiven betrachtet werden, u. a. akustisch, evolutionsbiologisch, anthropologisch, sozialhistorisch, psychologisch, pädagogisch, kulturgeschichtlich, ästhetisch, philosophisch, (gesellschafts-)politisch, medienwissenschaftlich, klinisch. Egal, welche Perspektive gewählt wird – und folglich mit bestimmten Modellvorstellungen und unterschiedlich engen bzw. weiten Begriffen von „Stimme" operiert wird – Grundkenntnisse über die Anatomie des Stimm- und Sprechapparats sowie über die Physiologie der natürlichen Stimmgebung sind zum Verständnis von „Stimme" unverzichtbar.

Im Folgenden geht es um die „Stimme" als ein körperliches Phänomen (und nicht als Metapher oder als fiktives Phänomen in der Psychose[10]: dem Stimmenhören). Es werden der Stimmapparat und die normale Funktionsweise der Stimme, der Prozess der Stimmgebung (▶ Kap. 2) und die Entwicklung der Sprechstimme im Hinblick auf Verstehen und Produktion in der Ontogenese, der Entwicklung des Individuums, beschrieben (▶ Kap. 3). Verschiedene Phänomene der Stimme werden erläutert (▶ Kap. 4), die Pflege der Stimme und Stimmhygiene wird thematisiert (▶ Kap. 5), der Zusammenhang von stimmakustischen Erscheinungen und Krankheitssymptomen angerissen (▶ Kap. 6), die gestörte Sprechstimme dargestellt (▶ Kap. 7) sowie Stimme als ein Werkzeug in Psychotherapie, Beratung und Musiktherapie aufgezeigt (▶ Kap. 8). ▶ Kap. 9 ist eine Zusammenfassung nebst abschließenden Bemerkungen. Nicht ausgeführt hingegen werden die Geschichte des Phänomens „Stimme" und deren kulturwissenschaftliche Bedeutung. Hierzu sei z. B. auf Göttert (1998), Meyer-Kalkus (2001), Felderer (2004) oder Kittler et al. (2008) verwiesen.

Literatur

Abercrombie D (1967) Elements of general phonetics. Edinburgh University Press, Edinburgh
Bastian, HJ (1985). Theoretische Grundlagen und experimentelle Untersuchungen der Wirkung der Stimme in der sprech-sprachlichen Kommunikation. Dissertation B, Martin Luther Universität Halle
von Essen O (1962) Allgemeine und angewandte Phonetik, 3. Aufl. Akademie-Verlag, Berlin
Felderer B (Hrsg) (2004) Phonorama. Eine Kulturgeschichte der Stimme als Medium. Matthes & Seitz, Berlin
Fischbacher A (2010) Geheimer Verführer Stimme. Erfolgsfaktor Stimme. 77 Antworten zur unbewussten Macht in der Kommunikation, Bd. 2. Junfermannsche Verlagsbuchhandlung, Paderborn
García MPR (1878) Beobachtungen über die menschliche Stimme. W. Braumüller, Wien
Göttert KH (1998) Geschichte der Stimme. Wilhelm Fink, München
Haefliger E (1993) Die Singstimme. Schott, Mainz
Haefliger E (2000) Die Kunst des Gesangs. Geschichte – Technik – Repertoire, Bd. 4. Schott, Mainz
Kittler F, Macho T, Weigel S (2008) Zwischen Rauschen und Offenbarung. Zur Kultur- und Mediengeschichte der Stimme, 2. Aufl. Akademie Verlag, Berlin
Lotzmann, G (1991) Die kranke Stimme aus sprechwissenschaftlicher Sicht. Die Krankheit der Stimme – die Stimme der Krankheit, G. Fischer, Stuttgart
Mathelitsch L, Friedrich G (1995) Die Stimme – Instrument für Sprache, Gesang und Gefühl. Springer, Berlin, Heidelberg
Meyer-Kalkus R (2001) Stimme und Sprechkünste im 20 Jahrhundert. Akademie Verlag, Berlin

---

10   Eine schwere psychische Störung, die durch krankhafte Formen im Erleben, z. B. akustischen Halluzinationen in Form von Stimmen, gekennzeichnet ist.

Literatur

Michaelis, D (1999) Das Göttinger Heiserkeits-Diagramm – Entwicklung und Prüfung eines akustischen Verfahrens zur objektiven Stimmgütebeurteilung pathologischer Stimmen. Dissertationsschrift in der Fakultät für Physik, Georg-August Universität Göttingen

Navratil E (1914) Entstehung und Entwicklung der Laryngoskopie aus meiner ärztlichen Tätigkeit 1858–1913. Springer, Berlin Heidelberg

Panconcelli-Calzia G (1961) 3000 Jahre Stimmforschung. Elwert, Marburg

Seidner W, Wendler J (2010) Die Sängerstimme. Phoniatrische Grundlagen des Gesangs, 4. Aufl. Henschel, Leipzig

Stemple JC (1993) Voice research: so what? A clearer view of voice production. 25 years of progress; the speaking voice. J Voice 7:293–300

Sundberg J (2015) Die Wissenschaft von der Singstimme. Wißner-Verlag, Augsburg

Trojan F (1948) Der Ausdruck von Stimme und Sprache. Eine phonetische Lautstilistik. Maudrich, Wien

Voigt-Zimmermann S (2011) Zum Einfluss gestörter Lehrerstimmen auf den Verstehensprozess von Schülern. In: Bose I, Neuber B (Hrsg) Interpersonelle Kommunikation: Analyse und Optimierung. Hallesche Schriften zur Sprechwissenschaft und Phonetik, Bd. 39. Peter Lang, Frankfurt am Main, S 269–275

Waar CH, Damste PH (1968) Het fonetogram. Tijdschr Log Fon 4:198–204

Wilhelm W (1953) Die psychotherapeutischen Möglichkeiten der gezielten Stimmwiedergabe. Psychol Rundsch 4:275–283

Stimmapparat und Stimmgebung

Christiane Kiese-Himmel

© Springer-Verlag Berlin Heidelberg 2016
C. Kiese-Himmel, *Körperinstrument Stimme*, DOI 10.1007/978-3-662-49648-0_2

„Stimme" ist entwicklungsgeschichtlich allmählich entstanden. Sie wird von Organen produziert, die ursprünglich einem ganz anderen Bedarf folgend ausgebildet wurden. So ist die ursprüngliche Aufgabe des Kehlkopfs eine Schutzfunktion (Trennung von Atem- und Speiseweg), die Stimmgebung eine Sekundärfunktion. An der Stimmgebung sind primär drei Organsysteme beteiligt: (1) Atemtrakt, (2) Kehlkopf und (3) Vokaltrakt, einschließlich dazugehöriger Muskelaktivität, physikalischer Prozesse, neuronaler Steuerung und Kontrollmechanismen. Der effektive Gebrauch von Stimme setzt eine freie und aufrechte Körperhaltung sowie richtige Atmung voraus. Ausgangspunkt zur Tonerzeugung sind die Atemmuskulatur und der Kehlkopf mit den Stimmlippen. Ein Ton ist ausgeatmete schwingende Luft, die zum Klingen gebracht wird – das Ergebnis eines komplexen Prozesses. Tonhöhe und -intensität sind wesentliche akustische Parameter einer Stimme, doch erst die Verstärkung durch die spezifischen Resonanzräume in Brust und Kopf (Rachen/Mund/Nase) moduliert den Stimmton und verleiht ihm seine individuelle Klangfarbe. Aus den stimmlich-artikulatorischen Einstellungen des Vokaltrakts bzw. Ansatzrohrs resultiert die Vokalbildung. Frauen sprechen im Durchschnitt höher und tendenziell behauchter als Männer.

2.1   Übersicht

Stimmgebung – auch Phonation oder Vokalisation genannt – ist die Erzeugung von Schallwellen im **Kehlkopf** (Larynx), einem knorpelig-muskulären Organ, das den oberen Abschluss der Luftröhre (Trachea) bildet. Mit seiner oberen Begrenzung mündet der mit Schleimhaut ausgelegte Kehlkopf in den Rachenraum (Pharynx).

Er ist beweglich aufgehängt und besteht aus einem Gerüst von gelenkig miteinander verbundenen Knorpeln (Schild- und Ringknorpel sowie Stell- oder Aryknorpel) und der inneren und äußeren Kehlkopfmuskulatur (◘ Abb. 2.1). Den seitlichen Rand des Kehlkopfes bildet eine Schleimhautfalte, die aryepiglottische Falte an den oberen hinteren Gelenkflächen des Ringknorpels. Am Kehlkopfeingang befindet sich der Kehldeckel (Epiglottis), eine mit Schleimhaut überzogene elastische Knorpelplatte, die beim Schlucken von fester oder flüssiger Nahrung verschlossen wird. So kann keine Nahrung in die vor der Speiseröhre liegende Luftröhre gelangen, die den Rachen mit den Lungen verbindet. Nach dem Schlucken wird die Luftröhre wieder geöffnet. Die **primäre Aufgabe** des Kehlkopfs ist diese **Schutzfunktion**, der Verschluss der Luftröhre, um Verschlucken zu vermeiden, sowie das Eindringen von Fremdkörpern in die Lunge. Die Aufgabe der Phonation ist nachgeordnet.

Im Inneren des Kehlkopfs befinden sich zwei elastische Stimmlippen (umgangssprachlich auch „Stimmbänder" genannt), von Schleimhaut überzogene muskuläre Gewebestrukturen. Darüber liegen zwei Schleimhautfalten, die Taschenfalten (auch „falsche Stimmlippen" genannt). Ein Ton entsteht im Kehlkopf durch Stimmlippenschwingungen, er ist aber noch nicht hörbar. Wie läuft dies im Einzelnen ab?

2.2   Grundlagen für die Informationsübertragung durch die Stimme

Das Atmen für die Stimmgebung beim Sprechen (Phonationsatmung) geschieht i. d. R. automatisch und somit unbewusst. Die eingeatmete Luft nimmt ihren Weg durch Nase über Rachen, Kehlkopf, Luftröhre und deren Verzweigungen, die Bronchien (die sich in Bronchiolen verästeln), in die Lungenbläschen. Bei Einatmung durch die Nase wird die Luft dort angewärmt, angefeuchtet und gereinigt. Der wichtigste Einatmungsmuskel ist das Zwerchfell (Diaphragma),

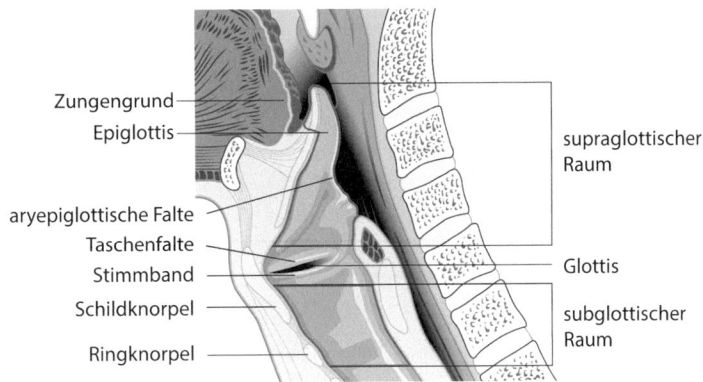

Abb. 2.1 Kehlkopfinneres von der Seite. (Aus Lenartz und Boenninghaus 2012)

Zungengrund

Epiglottis

supraglottischer Raum

aryepiglottische Falte

Taschenfalte

Stimmband

Glottis

Schildknorpel

subglottischer Raum

Ringknorpel

zwischen Brust- und Bauchraum gelegen. Es zieht sich bei der Einatmung zusammen und ist gespannt, dadurch flacht seine Wölbung ab, es senkt sich nach unten. Wenn genug Luftsauerstoff eingeatmet wurde und in der Lunge angekommen ist, beginnt die Ausatmung. Bei der Ausatmung sind die Spannungsverhältnisse umgekehrt, Lungen und Brustkorb kontrahieren, das Zwerchfell entspannt sich, bewegt sich aufwärts; die Bauchmuskulatur ist angespannt. Stimme kann daher auch mit „tönendem Atem" umschrieben werden. Insbesondere länger anhaltende Phonation bedarf der Koordination von Einatmung und Ausatmung.

Für einen regelrechten Schwingungsablauf müssen die Stimmlippen eine gewisse Grundspannung aufweisen: das ist die Aufgabe der inneren Kehlkopfmuskulatur. Sie ist für Stellungsvariationen der Stimmlippen zuständig, die äußere Kehlkopfmuskulatur für die Anhebung bzw. Absenkung des Kehlkopfs. Bei der Einatmung ist der Kehlkopf abgesenkt, die Stimmlippen sind entspannt und weit geöffnet. Zur Tonerzeugung bei der Ausatmung hingegen sind sie gespannt und liegen unmittelbar nebeneinander („Phonationsstellung"; ▪ Abb. 2.2). Der von den Lungen ausgestoßene Luftstrom, der durch die Luftröhre in den Kehlkopf aufsteigt („Ausatmung"), „sprengt" den Verschluss der Stimmlippen, die Luft entweicht und versetzt die Stimmlippen in mechanische Schwingung (Stimmeinsatz), sie vibrieren. Zuerst werden sie an den Unter-, hiernach an den Oberkanten des Stimmlippenrandes auseinandergedrückt, sodass sich die zwischen ihnen befindliche Stimmritze (Glottis)[1], die engste Stelle im Kehlkopf, öffnet. Ihre Weite hängt primär von der Stellung der beiden Stellknorpel ab. Nach Öffnung der Glottis nimmt der Luftdruck ab, es kommt zu einem Unterdruck; die Stimmlippen im Verbund mit muskulär-elastischen Rückstellkräften kehren in ihren Ausgangszustand zurück, schließen sich also – wiederum von unten nach oben. Das Schließen verläuft schneller als das Öffnen. Das Ende der Stimmlippenschwingung heißt „Stimmabsatz". Hiernach baut sich der Druck aus den Atemwegen erneut auf, und der ganze Vorgang wiederholt sich, bei einem Mann ca. 100 bis 150 Mal, bei einer Frau etwa 190 bis 250 Mal pro Sekunde.

Zusammengefasst: Stimmlippenschwingungen sind das Ergebnis eines komplizierten Zusammenwirkens von

- Anblasdruck der Atemluft im subglottischen Raum,
- Stellung und Spannung der Kehlkopfmuskulatur sowie
- Elastizität, Dicke und Länge der Stimmlippen.

---

1 Die lufthaltigen Räume oberhalb der Glottis werden als „supraglottischer Raum" bezeichnet, die unterhalb der Glottis als „subglottischer Raum".

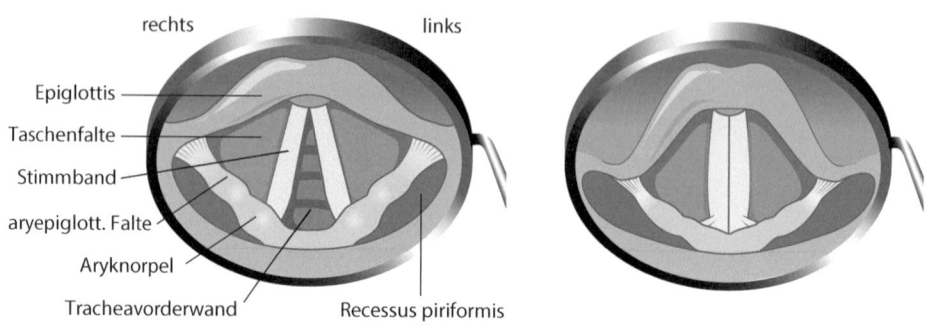

rechts   links

Epiglottis
Taschenfalte
Stimmband
aryepiglott. Falte
Aryknorpel
Tracheavorderwand   Recessus piriformis

◘ Abb. 2.2 Phonationsstellung (Aus Lenartz und Boenninghaus 2012)

Länge und Dicke der Stimmlippen sind vor allem für die Schwingungsfrequenz verantwortlich. Kürzere und dünne Stimmlippen schwingen schneller als längere und dicke, bei denen mehr Masse in Bewegung zu bringen ist[2]. Angaben zur Stimmlippenlänge sind in der Literatur unterschiedlich. Die Stimmlippe eines erwachsenen Manns im entspannten Zustand ist ca. 1,7 bis 2,4 cm lang, die einer erwachsenen Frau 1,3 bis 2 cm.

Ein Ton ist ausgeatmete schwingende Luft, die zum Klingen gebracht wird. Der durch die Stimmlippenschwingungen erzeugte Ton, also der primäre Kehlkopfton, ist durch sein Schallspektrum definiert, dem Resultat aus Grundton (erster Teilton) und einer Vielzahl von Teiltönen sowie Rauschanteilen, die aus nicht periodisch ablaufenden Schwingungsvorgängen stammen. Der Grundton bestimmt die Tonhöhe.

Ein Stimmton ist besonders rein und reich an Obertönen, wenn die Stimmlippen bei der Phonation synchron zueinanderkommen und der Schluss luftdicht erfolgt (◘ Abb. 2.2). Schließen die Stimmlippen nicht vollständig, legen sich also nicht ganz aneinander, sodass hörbar Luft durch die Stimmritze dringt, klingt die Stimme behaucht; sie erinnert an Flüstern oder den Konsonanten „h" („behauchter" oder „verhauchter" Stimmeinsatz"). Bei einem „harten" Stimmeinsatz wird die Stimmritze durch hohen Druck „gesprengt", die Luft entweicht schnell nach oben. Hiernach verschließen die Stimmlippen schnell, wobei die Stimmlippenränder mit großer Kraft, hart, aufeinanderschlagen.

Besondere Formen der Stimmgebung, die mit anderen Mechanismen – als beschrieben – erzeugt werden, sind u. a. das Flüstern zum Ausdruck von Vertraulichkeit, die Bauchrednerstimme, die Jodelstimme oder die sog. Kommandostimme.

Das zentrale Nervensystem steuert und kontrolliert die Abläufe des komplexen Prozesses „Stimmgebung". Die Atemmuskulatur wird durch verschiedene Nerven angesprochen. Die zentrale Innervation (nervale Versorgung) der Stimme findet in zwei Systemen statt: (1) im limbischen System, einem sehr alten Gehirnteil, der verschiedene Bereiche zwischen Hirnstamm und Neokortex (jüngster Teil der Großhirnrinde) umfasst, welcher die emotionale Stimmgebung steuert und (2) im Stimm- und Sprechsystem des Neokortex (primärer Motorkortex [= motorische Hirnrinde]), welches die willkürliche Feinmotorik der Stimme lenkt. Über die basalen sensorischen und motorischen Nervenkerne im unteren Hirnstamm, Rückenmark und Nervenbahnen des vielfach verästelten zehnten Hirnnerven, des Vagus-Nervs, gelangen Impulse zur Kehlkopf-, Brust- und Bauchmuskulatur, beim Sprechen auch an die Artikulationsmuskulatur. Über Nervenbahnen erhält das Gehirn anschließend Rückmeldung, ob der produzierte Stimmton „stimmt" und ob ggf. eine Feinregulation der Stimme erforderlich ist, was durch eine

---

2   Sopran- und Tenorstimmen haben kurze und breite, Alt- und Bass-Stimmen lange und schmale Stimmlippen.

bestimmte Innervation der Stimmlippenmuskulatur machbar ist. Die Stimmlippen selbst sind nicht sensibel versorgt. Als Kontrollorgan dienen die Ohren; ohne Hören ist eine Differenzierung der Stimme nicht möglich.

2.3 Physikalische Charakterisierung der Sprechstimme

Die Stimme lässt sich physikalisch durch vier Stimmparameter charakterisieren: (a) Tonhöhe, (b) Lautheit, (c) Klangfarbe und (d) Vokal.

(a) Tonhöhe Der aus dem Kehlkopf kommende Ton hat physikalisch eine bestimmte Grundfrequenz (F_0; gemessen in der Einheit „Hertz" [Hz]), welche durch die Häufigkeit der Öffnungen und Schließungen der Stimmlippen pro Sekunde bestimmt ist. Ein Hz ist demgemäß eine Schwingung pro Sekunde. Sie wird subjektiv als Tonhöhe wahrgenommen.

Die Tonhöhe des Grundtons für die Sprechstimme eines Manns liegt etwa um 100 bis 150 Hz. Eine Grundfrequenz über 130 Hz wird als „hoch" empfunden. Bei Frauen ist die Grundfrequenz höher, ca. zwischen 190 und 250 Hz gelegen. Aus einer aktuellen Studie des Leipziger Forschungszentrums für Zivilisationserkrankungen (LIFE) an knapp 2500 Personen geht allerdings hervor, dass Frauen tiefer sprechen als bislang angenommen; ihre Tonhöhe liegt nicht etwa eine Oktave, sondern nur eine halbe über der der Männer. Die Differenz in der Grundfrequenz zwischen Männern und Frauen soll im Japanischen am größten sein. Innerhalb der oben genannten biologischen Vorgaben kann die Grundfrequenz bei beiden Geschlechtern variieren, da jeder Sprecher seine Tonhöhe in einem gewissen Ausmaß verändern kann. Um die Tonhöhe zu steigern, muss die Stimmlippenspannung erhöht werden; um die Tonhöhe abzusenken, muss die Spannung abnehmen. Schnelles, unregelmäßiges Fluktuieren der Tonhöhe wird „Jitter" genannt (physikalisch ist das eine Schwankung der Periodenlängen). Die Tonhöhe ist beim Sprechen einer Fremdsprache i. d. R. eine andere als in der Muttersprache. Meistens überträgt ein ungeübter Sprecher die Sprechmelodie seiner Muttersprache in die der Fremdsprache, was zu Missverständnissen, Irritationen, gar Kommunikationsstörungen führen kann, denn Sprechtonhöhe und Tonumfang sind sprachenabhängig.

Bei Frauen wird die Grundfrequenz nicht nur durch das Geschlecht, sondern auch durch ihre Nationalität und damit durch kulturelle Faktoren auf Gruppenebene beeinflusst, die durch Sozialisationsprozesse verstärkt werden. Mit durchschnittlich 191 Hz sollen Niederländerinnen tiefer sprechen als deutsche oder italienische Frauen. Die Sprechstimme von Amerikanerinnen und Japanerinnen wird höher, im Durchschnitt über 200 Hz liegend, eingeschätzt. Neben der Tonhöhe bestehen geschlechtsbedingte Unterschiede der Stimme in der Resonanz und der Tonhöhenvariation (Intonation) durch Hebung bzw. Senkung der Stimme. Frauen sprechen variantenreicher. Das empfindet der Hörer als emotional und empathisch. Die Resonanz liegt bei Frauen mehr im Kopf-, bei Männern mehr im Brustraum.

Jede Stimmtonlage – das ist der Tonlagenbereich, in dem ein Individuum über die meisten Töne verfügt – deckt einen definierten Bereich an Tonhöhen im Stimmumfang[3] ab. Zum physiologischen Stimmgebrauch gehört die Orientierung auf die sog. *Indifferenzlage*, das ist

---

3   Beinhaltet Obertonlage (= die Tonlage oberhalb des Grundtons; insbesondere Nutzung von Stirnhöhle und Nasennebenhöhlen als Resonanzraum), Indifferenzlage (größte Resonanzraumnutzung), Untertonlage (= Tonlage unterhalb des Grundtons; insbesondere Nutzung der Resonanzräume des unteren Brustkorbs). Der physiologische Stimmumfang kann zwei bis vier Oktaven betragen.

die konstitutionell angelegte mittlere Sprechstimmlage im Stimmumfang eines Menschen, also seiner Fähigkeit, verschiedene Töne von hoch zu tief zu produzieren. Die Indifferenzlage ist nicht zu hoch und nicht zu tief, eine Tonhöhe, in der die Stimmlippen völlig entspannt sind, zugleich aber regelmäßig schwingen und ein müheloses Sprechen bei normaler Lautstärke, auch über längere Zeit, erlauben. Das Ausmaß der Tonhöhenvariation bewegt sich beim Sprechen in einem Bereich von 20 Hz um die Grundfrequenz.

(b) Lautheit (Lautstärke) Die Lautheit einer Stimme (auch Stimmstärke oder Stimmintensität genannt; gemessen in der Einheit „Dezibel" [dB]) ist eine Funktion des subglottischen Drucks, d. h., sie wird durch die Stärke des aufsteigenden Luftstroms (Amplitude der Stimmlippenschwingung) bestimmt. Spricht man lauter, wird der Anblasdruck gesteigert und die ausgeatmete Luft aus den Lungen wird mit größerem Druck gegen die stark angespannten Stimmlippen gepresst; der Schwingungsablauf der Stimmlippen verändert sich. Mikrovariationen in der Lautstärke werden als „Shimmer" bezeichnet. Die wahrgenommene Lautstärke für Umgangssprache[4] in der Konversation liegt im Abstand von einem Meter bei 60 bis 65 dB, beim Flüstern um 30 dB.

Der individuelle Lautstärkeumfang ist die Dynamikbreite der Stimme („Stimmdynamik"), definiert durch den Abstand zwischen dem leisesten und lautesten Stimmton eines Menschen. Die Stimmdynamik in Abhängigkeit von der Stimmtonhöhe kann mithilfe eines Schalldruckmessers in einem Koordinatensystem visualisiert werden (Stimmfeldmessung). Im Rahmen der o. g. bevölkerungsbezogenen Studie für Erwachsene des Leipziger Forschungszentrums für Zivilisationserkrankungen (LIFE) wurden mittlere Normwerte für unterschiedliche Sprechintensitäten (leisestes Sprechen; Gesprächslautstärke; Vortragslautstärke; Rufstimme) an zufällig aus der Bevölkerung ausgewählten stimmgesunden Personen zwischen 40 und 79 Jahren unter standardisierten Bedingungen erhoben (Berger et al. 2014). Das leiseste Sprechen der Frauen lag im Mittel um 165 Hz/52,5 dB, der Männer bei ca. 110 Hz/57,8 dB. Beim Rufen der Frauen waren es durchschnittlich etwa 242 Hz/74,8 dB, bei Männern ca. 171 Hz/77,5 dB. Bei Männern stieg die Tonhöhe mit zunehmendem Lebensalter an. Bei Männern und bei Frauen erhöhte sich mit dem Alter die Lautstärke beim leisesten Sprechen und in der Gesprächslautstärke, beim Rufen nahm sie dagegen ab.

Ein Sprecher, erst recht ein Sänger, muss Tonhöhe und Lautstärke unabhängig voneinander kontrollieren können, d. h., er darf bei Steigerung der Tonhöhe nicht automatisch lauter werden oder bei Anhebung der Lautstärke eine höhere Stimmtonlage bekommen. Eine Modulation von Tonhöhe und Lautstärke wird durch Veränderung der Stimmlippenspannung erreicht.

(c) Klangfarbe Im physikalischen Verständnis ist „Klang" ein Ton mit Obertönen. Zur Modulation des Tons aus der Stimmlippenschwingung (Quellensignal) bedarf es des über dem Kehlkopf liegenden Vokaltrakts, auch „Ansatzrohr" genannt. Das ist das schlauchförmige, zusammenhängende Hohlraumsystem von der Glottis bis zu der Mundöffnung, welches den Rachen-, Nasen- und Mundraum einschließt. Form und Länge des Vokaltrakts sind veränderlich. Die Bewegungen von Zungen, Lippen, Kiefer beeinflussen seine Form, die Stellung des Kehlkopfs bestimmt seine Länge. Der Vokaltrakt ist von Mensch zu Mensch verschieden, im Durchschnitt etwas kürzer bei Kindern und bei Frauen, weil diese eine kleinere Körpergröße haben als Männer (bei Frauen durchschnittlich ca. 141 mm versus durchschnittlich 169 mm bei Männern; Chen 2016).

---

4   auch Alltagssprache genannt. Das ist die regional und sozial gefärbte Sprache, die mit Familienangehörigen und Freunden/Bekannten gesprochen wird.

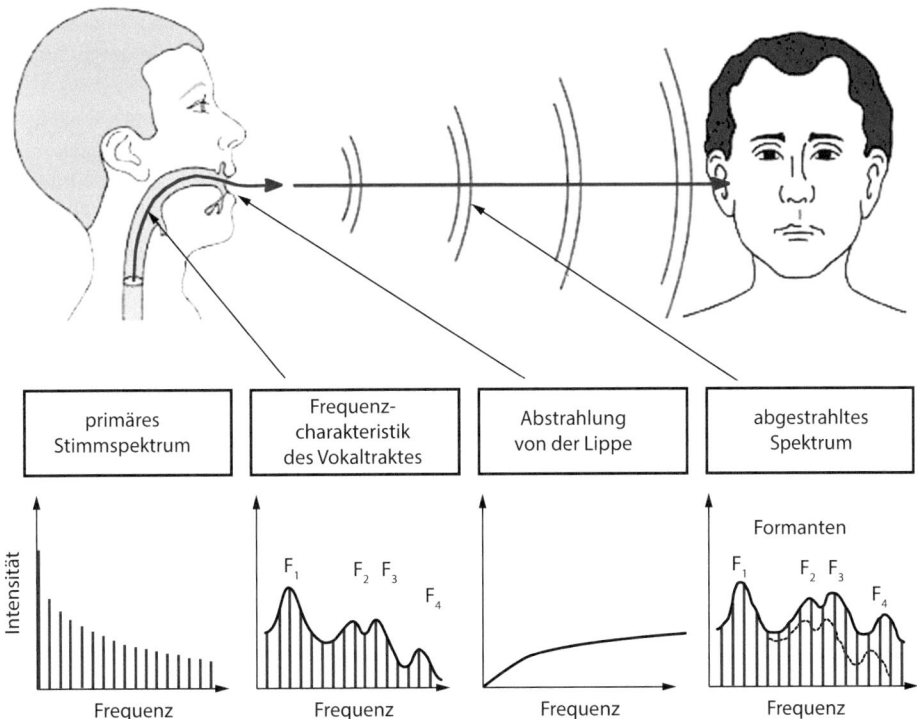

Abb. 2.3 Quelle-Filter-Theorie (Aus Nawka und Wirth 2007, mit freundlicher Genehmigung des Deutschen Ärzte-Verlages Köln)

Der Vokaltrakt (der Hohlraum zwischen den Stimmlippen im Kehlkopf und den Mundlippen) bildet einen linear-akustischen Filter, der nur Schwingungen bestimmter Frequenz überträgt. Durch ihn erhält der Kehlkopfton seine Klangfarbe (Timbre), die Stimme wird hörbar. Aufgrund der Form und Länge des Vokaltrakts werden einige Frequenzbereiche des Tons im Verhältnis zu anderen verstärkt oder abgeschwächt, was zu verschiedenen Vokal- und Klangfarben führt („Höreindruck des Schallspektrums"; ◘ Abb. 2.3). Der im Vokaltrakt geformte Schall wird von den Lippen in die Umgebungsluft abgestrahlt und breitet sich zu den Ohren eines Hörers aus. Eine „helle" Klangfarbe resultiert aus einem vorne geöffneten Vokaltrakt, eine „dunkle" aus einer verengten Mundöffnung und einem durch Absenken des Kehlkopfs verlängerten Vokaltrakt. Ein nasaler Klang (Nasalität) entsteht, wenn der Nasenraum durch das Gaumensegel (Velum) an den Vokaltrakt angedockt wird. Das geschieht durch Absenken des Gaumensegels, hierdurch wird die Öffnung zwischen Mund- und Nasenraum größer als zwischen Rachen- und Mundraum. Der Schall gelangt in den Nasenrachen – ein Resonanzraum, der den Schall einfärbt. Die Klangräume über dem Kehlkopf sind bei Frauen und Kindern kleiner, weswegen die Formantfrequenzen, die durch Resonanzen im Vokaltrakt entstehen (siehe in [d]), bei ihnen höher sind. Diese interindividuellen strukturellen Unterschiede sowie solche in physiologischen Funktionen, z. B. der Zungenbeweglichkeit, sind ausschlaggebend für einen individuellen Stimmklang.

(d) Vokal Der primäre Kehlkopfton wird in den Klangräumen des Vokaltrakts oberhalb der Glottis („supraglottisch") geformt. Je nach Unterkieferstellung, Mundöffnung und Zungenposition, die den Rachen- und Mundraum in seiner Gestalt verändern, entstehen aus dem im

Kehlkopf erzeugten Ton die Klangträger gesprochener Sprache: die Vokale. Bei Vokalen handelt es sich somit um orale Sprachlaute, die durch die Art und Weise der Hohlraumgestaltung entstehen. Sie bilden im Deutschen den Kern gesprochener Sprache[5].

Vokale sind physikalisch durch die ihren Klang prägenden Frequenzen gekennzeichnet, die Formanten (F)[6]. Im akustischen Signal sind Formanten die Frequenzbereiche von Teiltönen, bei denen die relative Verstärkung am größten ist. Oder anders formuliert: Es sind die Intensitätsmaxima innerhalb des Frequenzspektrums[7] eines Vokals – unabhängig von der Frequenz des erklingenden Kehlkopftons, d. h. der Grundtonhöhe. Auf Formveränderungen des Vokaltrakts, etwa durch eine gebeugte Körperhaltung oder durch ein Lächeln verursacht, reagieren sie sensibel.

Es gibt vier Formantlagen (F1 bis F4). Zur Kennzeichnung eines Vokals reichen die beiden ersten Formanten, da nur sie für alle Vokale unterschiedlich sind. Das unterste Intensitätsmaximum, also der Bereich mit den niedrigsten Frequenzen, ist der sog. 1. Formant (F1; zwischen 320 Hz [i; u] und 1000 Hz [a] gelegen), das zweitunterste Intensitätsmaximum bildet den 2. Formanten (F2); zwischen 800 Hz [u] und 3200 Hz [i] gelegen); das drittunterste Intensitätsmaximum ist F3 und das folgende F4. Je höher die Lage der Zunge ist, desto niedriger ist F1; je weiter hinten im Vokaltrakt ein Vokal produziert wird, desto niedriger ist F2.

Nachdem nun wesentliche Stimmcharakteristika eingeführt wurden, soll folgende Aussage die Vielgestaltigkeit einer individuellen Stimme aus der akustischen Perspektive beispielhaft zusammenfassen: Er/Sie hat eine *tiefe* Stimme mit einem *dunklen Timbre* (Grundfrequenz; Klangfarbe), mit der das Gesagte *melodisch untermalt* wird (Intonation), die aber *kratzig* klingt (Stimmqualität) und mit der er/sie *laut* spricht (Stimmintensität).

2.4   Ersatzstimme

Nach kompletter operativer Entfernung des Kehlkopfs (totale Laryngektomie) wegen eines ausgedehnten malignen Primärtumors im Kehlkopf oder tiefen Rachen ist der Luft- vom Speiseweg getrennt, mit der Konsequenz, dass ein Mensch nicht mehr auf natürlichem Wege „Stimme" erzeugen kann. Ihm fehlt der Tongenerator, so dass er auf eine „Ersatzstimme" („Ersatzphonation") angewiesen ist. Ca. 20.000 kehlkopflose Personen (Laryngektomierte) leben derzeit in Deutschland (vor knapp 40 Jahren, im Jahr 1978, waren es 9000; gem. Bundesverband der Kehlkopflosen), und 85 bis 90 % von ihnen nutzen eine Ersatzstimme. Diese hat vorwiegend drei Erscheinungsformen, wobei die Grundfrequenz aller Ersatzstimmen tief und ihr Klang rau ist.

(1) Stimmprothese In den meisten Fällen ermöglicht der Einsatz einer Stimmprothese eine akzeptable Ersatzstimme. Voraussetzung für eine Stimmprothese ist, dass ein Zugang zur Luftröhre geschaffen wird, was einer künstlichen Öffnung an der Vorderwand der Luftröhre (der medizinische Ausdruck ist: Tracheostoma), durch die Atemluft aufgenommen werden kann, bedarf. Daher wird in der Operation zur kompletten Kehlkopfentfernung ein Einwegventil zwischen Luftröhre und Speiseröhre eingesetzt, in das eine Ventilprothese eingebracht wird. Um nun sprechen zu können, wird das Tracheostoma verschlossen, damit Luft durch das Ventil in

---

5   Robert Willis (1800–1875) publizierte im 19. Jahrhundert die erste detaillierte Studie zur Vokalproduktion.

6   Dieser Begriff leitet sich daraus ab, dass Frequenzbereiche den Vokal formen (Lat.: formare = formen); er wurde 1890 von dem deutschen Physiologen Ludimar Herrmann (1838–1914) geprägt.

7   Das sind alle in einem Klang enthaltenen Frequenzen mit zugehöriger Lautstärke.

die Speiseröhre strömt – denn die Atmung geschieht nur noch durch sie und nicht mehr durch den Nasenrachenraum. Über das Schwingen der Schleimhaut der Speiseröhre entsteht ein Ton, der dann wie bei der normalen Phonation im Vokaltrakt gefiltert und vom Mund abgestrahlt wird und mit dessen Hilfe akustisch vernehmbar gesprochen werden kann: Das ist die tracheo-ösophagealen Ersatzstimme. Dieser Vorgang muss in der postoperativen Stimmrehabilitation therapeutisch angebildet werden. Eine wesentliche Komponente der Stimmrehabilitation ist die Hygiene, denn die Stimmprothese muss regelmäßig gereinigt werden.

(2) Ösophagussprache Ist das Einsetzen eines Ventils nicht möglich, kann stimmrehabilitativ als Ersatzstimme die sog. „Ruktus- oder Speiseröhrenstimme" („Ösophagussprache") angebahnt werden, was mitunter ein mühsames und langfristiges Unterfangen ist und nicht jedem Laryng-ektomierten gut gelingt. Hierzu wird Luft in den Mund eingesogen, in die Speiseröhre gedrückt und sofort, durch Muskeln und Schleimhaut im oberen Drittel der Speiseröhre, wieder nach oben entlassen. Dabei geraten zwei Schleimhautfalten am Eingang der Speiseröhre – ähnlich der Stimmlippen im Kehlkopf – in Schwingung. Auf einer Atemlänge können aber nur wenige Wörter gesprochen werden. Das Klangbild mutet tief, rau und heiser an. Narben oder muskulär verstärkte Engen im oberen Teil der Speiseröhre können verhindern, dass die Luft nach oben befördert wird; stattdessen geht sie in den Magen.

(3) Elektronische Sprechhilfen Als Ersatzstimme ist das Sprechen mit einer elektronischen Sprechhilfe („künstlicher Kehlkopf" oder „Elektrolarynx") hilfreicher. Ein batteriebetriebenes Gerät wird zum Sprechen auf den Mundboden oder an den Hals gelegt. Es überträgt durch eine vibrierende Membran einen elektronischen Ton in den Rachen- und Mundraum, auf dem durch Formen von Sprachlauten mittels Lippen und Zunge gesprochen werden kann. Das Klangspek-trum wird durch Veränderungen der Einstellung des Vokaltrakts gestaltet. In den letzten Jahren haben solche Sprechprothesen eine enorme Weiterentwicklung durchlaufen.

Wenngleich jede Ersatzstimme potenzielle Vorteile hat, gilt derzeit die tracheoösophage-ale Stimme als sog. Goldstandard (Tang und Sinclair 2015), da sie für die Betroffenen eine befriedigende Lebensqualität ermöglicht. Gute Voraussetzungen für eine erfolgreiche Stimm-rehabilitation sind Berufstätigkeit vor der Laryngektomie (insbesondere als Selbständiger oder Kirchenangestellter), ein Lebensalter unter 50 Jahren, ein guter körperlicher Allgemeinzustand, gute Sprechverständlichkeit, eine hohe Motivation, wieder berufstätig zu werden sowie Unter-stützung durch Familie, Freunde und Kollegen (Singer et al. 2013). Laryngektomierte Frauen – im Vergleich zu Männern seltener – sind meistens sozial aktiver, doch hinsichtlich der Häufig-keit des Gebrauchs einer Ersatzstimme (Ruktus- oder Prothesenstimme) scheint das Geschlecht keinen Einfluss zu haben (Keszte et al. 2012).

Literatur

Berger T, Engel C, Meuret S, Fuchs M (2014) Alters- und geschlechtsspezifische Normwerte für Sprechstimmprofile in der Allgemeinbevölkerung: Erste Ergebnisse aus der Leipziger LIFE-Adult-Studie. German Medical Science, 31. wissenschaftliche Jahrestagung der Deutschen Gesellschaft für Phoniatrie und Pädaudiologie (DGPP) zusam-men mit dem 5. Pädakustiker-Symposium der Akademie für Hörgeräte-Akustik. http://www.egms.de/static/de/meetings/dgpp2014/14dgpp24.shtml. Zugegriffen: 09. März 2016

Chen JC (2016) Elements of human voice, World Scientific, New Jersey

Keszte J, Wollbrück D, Meyer A, Fuchs M, Meister E, Pabst F et al (2012) Die Rolle des Geschlechts bei stimmlicher Rehabilitation und emotionalem Befinden nach Laryngektomie. Laryngol-Rhinol-Otol 91:240–246

Lenartz T, Boenninghaus H-G (2012) Hals-Nasen-Ohren-Heilkunde, 14. Aufl. Springer, Berlin

Nawka T, Wirth G (2007) Stimmstörungen, 5. Aufl. Deutscher Ärzte Verlag, Köln

Sabatowski R, Ostgathe C, Maier BO, Rolke M (2014) Sprache – Stimme – Gehör – Anatomische Grundlagen, Bd. 2. Thieme, Stuttgart

Singer S, Keszte J, Dietz A, Kluge A, Plontke S, Heim M, Vogel HJ, Matthäus C et al (2013) Berufliche Rehabilitation nach Laryngektomie. Laryngol-Rhinol-Otol 92:737–745

Tang CG, Sinclair CF (2015) Voice restoration after total laryngectomy. Otolaryngol Clin North Am 48:687–702

Willis W (1829/1830) On vowel sounds, and on reed-organ pipes. Trans Cambr Phil Soc III:231

Ontogenese der Stimme in Rezeption und Produktion

Christiane Kiese-Himmel

© Springer-Verlag Berlin Heidelberg 2016
C. Kiese-Himmel, *Körperinstrument Stimme*, DOI 10.1007/978-3-662-49648-0_3

Die Stimme von Kindern und Jugendlichen unterscheidet sich deutlich von der von Erwachsenen. Sie ändert sich über die Lebensspanne. ► Kap. 3 umreißt die stimmakustische Entwicklung des Menschen, beginnend mit der Stimme des Neugeborenen und der angeborenen Säuglingsstimme. Mit Schreivokalisationen wird die Kontrolle der Grundfrequenz gelernt. Vorgeburtliche Hörerfahrungen (melodische Bögen) werden in die eigene vokale Produktion umgesetzt. In der zweiten Hälfte des ersten Lebensjahres wird die Stimme des Säuglings zunehmend zum Träger von Lautsprache. Die Entwicklung der Stimme im Kindesalter und ihre Mutation zur Erwachsenenstimme werden dargestellt. Zum Schluss wird die „Altersstimme" beschrieben.

Die Stimmfunktion ist ein Indikator für die Kehlkopfentwicklung. Der Kehlkopf ist bei Geburt morphologisch ausgereift und funktionsfähig. Seine Muskulatur und Innervation lassen Stimmlippenbewegungen zu – die noch kurzen Stimmlippen (ca. 2,5–3 mm) bedingen eine hohe Schwingungsfrequenz –, deren Feinkontrolle aber noch gelernt werden muss. Hierfür müssen sich die vorhandenen Innervationsmuster der sich im Laufe der Entwicklung verändernden Größe und Form des Vokaltrakts anpassen. Nach der Geburt beginnt der hochstehende Kehlkopf sich allmählich abzusenken („topografische Modifikation"), sodass der Raum hinter der Zunge größer wird („morphologische Modifikation"). Im Alter von 2 Jahren bildet das hintere Zungendrittel in vertikaler Position die Vorderwand des über dem Kehlkopf liegenden Rachens. Zudem erfolgt eine „histologische Modifikation", das betrifft die Differenzierung der elastischen Faserschicht (über dem Stimmmuskel) der Stimmlippen.

Mit dem *Geburts- oder Neugeborenenschrei* tritt das gesunde Kind in seine neue Lebensumwelt ein. Es ist ein undifferenzierter Reflexschrei, der die Atemtätigkeit anregt, um an die Luftatmung zu adaptieren und sich auf die eigenständige Sauerstoffaufnahme aus der Umgebungsluft umzustellen. Mit Durchtrennung der Nabelschnur steigt der Kohlendioxid (CO_2)-Gehalt im Blut und reizt die entsprechende Muskulatur zur Ausdehnung der Lunge; die dabei eintretende Luft setzt die Stimmlippen in Bewegung. Der Neugeborenenschrei entspricht etwa der Tonhöhe von a^1 (440 Hertz), d. h. die Stimmlippen schwingen 440 Mal in der Sekunde. Ein Schreien über 750 Hertz gilt als auffällig und kann ein Indikator für eine zerebrale (hirnorganische) Entwicklungsstörung sein. Auch schwerhörige Kinder sind an ihrem in Frequenz, Rhythmus und Melodie verändertem Schreien zu erkennen (Schönweiler et al. 1996). Im 2. bis 3. Lebensjahr senkt sich die Grundtonhöhe bis d^1 (ca. 294 Hertz) und bleibt hier ungefähr bis zum 8. Lebensjahr. Im Alter von 8 Jahren ist ein Absenken auf ca. 275 Hertz erfolgt.

Das Neugeborene[1] vermag aufgrund seiner vorgeburtlichen Hörerfahrungen mit der gesprochenen Sprache das Melodiemuster seiner Muttersprache zu erkennen sowie in seiner Schreimelodie zu reflektieren und besitzt die Fähigkeit, die Sprechmelodie der Muttersprache von einer unbekannten Sprache (anhand des sprachentypischen Wechsels von betonten und unbetonten Silben) zu unterscheiden; das betrifft aber nur Sprachen aus verschiedenen (und nicht der gleichen) Rhythmusklassen[2]. Es hat eine Präferenz für weibliche Stimmen, was durch die vorgeburtlichen (intrauterinen) Erfahrungen mit den akustischen Konturen der Stimme seiner Mutter im letzten Drittel der Schwangerschaft erklärt wird. Gegen Ende des 4. intrauterinen Monats ist dem Embryo Hören bedingt möglich: Körpereigene Geräusche der Mutter wie ihr Herzschlag, ihr in den Adern pulsierendes Blut, ihre Darmgeräusche, ihre Stimme und Sprechmelodie. Die

---

1   Die Bezeichnung „Neugeborenes" umfasst die ersten 4 Lebenswochen, die Bezeichnung „Säugling" umfasst das gesamte erste Lebensjahr.

2   Auf Grund rhythmischer Besonderheiten einer Sprache werden drei Rhythmusklassen unterschieden: „Stress-timed" (z. B. Deutsch; Englisch), „Syllable-timed" (z. B. Spanisch, Französisch), „Mora-timed" (z. B. Japanisch).

bekannte Stimme der Mutter ist daher auch die erste, die ein Neugeborenes erkennt. Sie bewirkt eine Art „Vorprägung" auf weibliche Stimmen. Im psychoanalytischen Verständnis ist die Stimme der Mutter die „erste Objekterfahrung"; sie stellt die Verbindung zwischen prä- und postnataler[3] Welt dar. Bereits 48 Stunden nach der Geburt bevorzugt das Neugeborene aus einem Angebot von Frauen- und Männerstimmen die Stimme seiner Mutter. Es wendet sich der Quelle des Stimmtons zu und diese Hinwendung ermöglicht ihm auch, durch Anblick etwas über ihr Gesicht zu lernen. Deshalb ist es am Gesicht der Mutter mehr interessiert, wenn diese spricht. Im Alter von etwa zwei Wochen ist es irritiert, wenn seine Mutter die Lippen bewegt, doch eine andere Stimme ertönt bzw. umgekehrt, wenn aus einem fremden Gesicht die Stimme der Mutter ertönt.

In diesem Sinn spricht Delbe (1995) von der „Phase der Stimme der Mutter", die um den 6. Lebensmonat von der „Vokalen Phase" abgelöst wird: Der Säugling versteht ab jetzt, dass das, was er stimmlich ausdrückt, zu ihm gehört. Seine Identifikationsentwicklung beginnt.

Bis Lautsprache zur Verfügung steht, ist *Schreien* das primäre vokale Kommunikationsmedium des Säuglings. Dabei handelt es sich um „Affektvokalisationen" wie z. B. Schmerz- oder Hungerschreien (auch Unlustschreien genannt) sowie Freudeschreien. Im psychoanalytischen Verständnis ist das äußere Objekt „Mutterstimme" hinsichtlich seiner Präsenz für das Kind relativ berechenbar. Ist es nicht vorhanden, kann es durch Schreien in Obertonlage „herbeigerufen" werden. Das Schreien ihres Kindes veranlasst die Mutter „nach dem Rechten zu sehen" (Was hat mein Kind? Ist es hungrig, ist seine Windel nass oder …?). Das bedeutet für den „Schreihals" Zuwendung, in der Regel begleitet von stimmlichen Aktivitäten der Mutter. „Die Prägung, die durch diesen direkten Einsatz der Stimme als Säugling geschieht und sich mit der Stimme verbindet, kann deshalb als das primäre psychische Erfolgsmuster in der Entwicklung eines jeden Menschen bezeichnet werden" (Blank und Adamek 2010, S. 37).

Das Kind lernt allmählich seinen eigenen Stimmausdruck zu differenzieren. Veränderungen in der Stimmlippenspannung bewirken harte bzw. weiche Stimmeinsätze. Physiologisch ist der weiche Stimmeinsatz (beim Lust- oder Freudeschreien), das bedeutet, dass die Stimmlippen vor Phonationsbeginn weich, ungespannt nebeneinanderliegen, es besteht ein schmaler Spalt; aus der offenen Phase der Stimmlippen beginnt der Stimmeinsatz und der subglottische Anblasdruck ist kontinuierlich. Unlustschreien hingegen, u. a. zur Kundgabe von Hunger, Schreck oder Schmerz eingesetzt, ist durch harte Stimmeinsätze charakterisiert. Weitere Differenzierungen und Modifizierungen werden durch Veränderungen in der Lautstärke und Stimmmodulationen erzeugt. Flatau und Gutzmann haben dies bereits 1906 an 30 Säuglingen beobachtet (Flatau und Gutzmann 1906). Die Kindersprache als Beobachtungsobjekt – in Entwicklungstagebüchern dokumentiert (z. B. Stern und Stern 1907) – wie auch die Kinderstimme waren schon vor gut 100 Jahren ein attraktives Studienthema (z. B. Gutzmann 1911; Fröschels 1920). Die melodischen Eigenschaften des Schreiens („Schreimelodie") entsprechen den vorgeburtlichen Höreindrücken von den Intonationskonturen der jeweiligen Mutter- bzw. Umgebungssprache, für die das Kind eine angeborene spezifische Sensitivität besitzt. So fällt die Schreimelodie des deutschen Säuglings in Tonhöhe und Lautstärke ab, die des französischen Säuglings hingegen steigt an (Friederici 2013).

Schreien ist ein früher Übungsmechanismus für die Stimmgebung. Seine Lautstruktur ist primär vokalartig (unbestimmte Vokallaute der a-e-Gruppe, zufällige Begleitprodukte der Ausatmung, noch keine artikulatorische Bewegung), da der Rachenraum ziemlich klein ist und die Anatomie des Vokaltrakts eines Neugeborenen noch kein Sprechen erlaubt. Der Kehlkopf des Neugeborenen ist hoch gelegen, direkt hinter der Mundhöhle, die Zunge nimmt den Mundraum

---

3   vor- und nachgeburtlicher.

voll ein und erlaubt primär nur Vorwärts-Rückwärtsbewegungen. Das ermöglicht gleichzeitig zu atmen und Nahrung aufzunehmen (zu saugen), ohne sich zu verschlucken. Erst durch das Absenken des Kehlkopfs in den Rachen – wie zu Kapitelbeginn erwähnt – entsteht ein vergrößerter Rachenraum, der als akustischer Resonanzraum dient. Damit ist ein langes „Ansatzrohr" geschaffen, das eine differenzierte Sprachlautbildung ermöglicht – ein humanspezifisches Merkmal. Zudem ist die Zunge beweglicher geworden.

Die Stimme der Mutter hat einen hohen Stellenwert für die psychische Entwicklung des Kindes, weil sie gefühlsunterscheidende Informationen überträgt. Der Säugling benötigt sie zum Aufbau von Bindungsfähigkeit, also der Fähigkeit mit Sozialpartnern eine dauerhafte emotionale Wechselbeziehung einzugehen, was für eine gesunde psychische Entwicklung unverzichtbar ist. Den Stellenwert von Bindungsfähigkeit aus psychoanalytischer Perspektive hat u. a. Didier Anzieu (1976) beleuchtet. Wenn Babys zu früh geboren werden und im Inkubator (Brutkasten) auf einer neonatologischen Intensivstation liegen, ist die Stimme der Mutter besonders wichtig: als „Brücke zwischen den Welten" oder als „Brücke ins Leben" (Nöcker-Ribaupierre 2003, 2012; Nöcker-Ribaupierre et al. 2004). Die Gewichtszunahme von Frühgeborenen wird angeblich beschleunigt, wenn sie von der Mutter in der Schwangerschaft gesungene Lieder im Brutkasten erneut hören.

Die vertraute Stimme der Mutter verhilft dem Säugling zu emotionaler Sicherheit, wenn die Mutter außer Sicht, aber noch in Hörweite ist. Auch bedeutet sie in angstbesetzten Situationen Trost. Die Mutter setzt zur Beruhigung eine Untertonstimme ein. Im ersten Lebensjahr beginnt das Gehirn eines Kindes den Emotionsgehalt von Stimmen zu entdecken und reagiert differenziell bezüglich deren emotionalen Valenz. Das gilt insbesondere für eine ärgerliche Stimme. Die Aufmerksamkeit für den negativ besetzten emotionalen Informationsgehalt einer Stimme tritt früher auf als die Aufmerksamkeit für negativ besetzte emotionale Information im Gesichtsausdruck. Im Alter von ca. 7 Monaten vermag der Säugling die emotionale Botschaft aus Stimme und Gesicht zuverlässig zuzuordnen, wie neurolinguistische Säuglingsexperimente belegten anhand von ereigniskorrelierten Hirnpotenzialen – das sind Wellenformen im Elektroenzephalogramm (EEG), die als Hintergrundsignal mit bestimmten psychologischen Ereignissen einhergehen und als elektrische Spannungsschwankungen mit Elektroden von der Kopfhaut abgeleitet werden.

Grundsätzlich hat die Stimme der Eltern für das Kind ein größeres Gewicht als der über sie transportierte Inhalt („vokale Sozialisation"). Vor allem im ersten Lebensjahr eines Kindes gebrauchen Eltern, primär die Mutter, die sog. Ammensprache, auch „Baby Talk" oder „Motherese" genannt. Bezüglich der Stimme ist eine erhöhte Tonlage und eine ausgeprägte Sprechmelodie mit Überzeichnung der Intonationskonturen charakteristisch, sozusagen eine „intuitive elterliche Didaktik" (siehe Papoušek 1981, 1994; Papoušek und Papoušek 1989), die nicht nur die Vokalisationsentwicklung stimuliert, sondern auch modellartig durch korrekte Nachahmung einer kindlichen Lautproduktion die artikulatorische und Sprachverständnisentwicklung unterstützt.

Die Stimme der Mutter vermittelt einem Säugling zudem Hinweise für seine Sprachentwicklung. Mechthild Papoušek und ihr Mann Hanuš Papoušek haben das vor mehr als 25 Jahren beschrieben und im Titel eines Handbucharlikels ausgedrückt: „Stimmliche Kommunikation im frühen Säuglingsalter als Wegbereiter der Sprachentwicklung" (Papoušek und Papoušek 1989). Eine Studie hat gezeigt, dass Kinder von Müttern mit monotoner Stimme ein höheres Risiko für eine Sprachentwicklungsstörung haben, insbesondere Jungen (Kölsch und Siebel 2007).

Etwa ab der 8. Lebenswoche startet der Säugling eine stimmliche Variation, er beginnt den oberen Vokaltrakt in die Vokalisation einzubeziehen und es resultieren erste melodische Modulationen, das *Gurren*. Gurren ist ein erstes Spiel mit der Stimme, das einfache Protokonsonanten als zufälliges Nebenprodukt hat. Der Stimmumfang weitet sich, die Stimmleistung expandiert.

In dieser Phase fungiert „Stimme" für das Baby als ein Spielzeug, das ständig verfügbar ist. *Lallen*, ein spontanes vokalisches Produkt ungefähr ab dem 4. Lebensmonat, resultiert aus dem spielerischen Gebrauch der Zunge. Es verändert sich mit der Reifung des Hörsystems und wird allmählich zum Echo der eigenen Vokalisationen, indem sich Lautwahrnehmung und Lautbildung bei zunehmend artikulatorischer und diskriminatorischer Differenzierung gegenseitig fördern; mehr Abwechslung in Tonhöhe und Betonung tritt auf. Das fortgeschrittene Lallen ist durch die Zusammenführung von Konsonant und Vokal gekennzeichnet (z. B. „ba"; „pa"; „da" oder „ma"). Dem spielerischen Ausprobieren der Stimmwerkzeuge folgt die Entwicklungsphase der vokalen Lernversuche, weitere vokale Lernaktivitäten sind an den Lautimitationen des sog. sekundären (kanonischen) Lallstadiums, auch „Babbelperiode" genannt, abzulesen. Das Kind fügt Laute zu Doppelsilbenverbindungen in satzähnlicher Intonation zusammen („baba"; „papa"; „dada"; „mama"), was zur Produktion des „ersten Worts" überleitet. Doch schon nach dem ersten Lebenshalbjahr hat der Säugling gelernt, dass seine Vokalisation eine kommunikative Größe ist, und dass seine zunehmenden Zungenfertigkeiten den „Dialog" mit der Mutter anregen. Während der Mensch also über „Stimme" per Geburt verfügt, muss er Sprache erst erwerben, was bestimmter anatomischer Voraussetzungen bedarf, wie Veränderungen des Vokaltrakts, Wachstum der Stimmlippen und des Kehlkopfs (zur Bedeutung der Stimme für die Sprachentwicklung siehe z. B. Kiese-Himmel 2011).

Die neurale Verarbeitung von Stimmen beginnt zwischen dem 4. und 7. Lebensmonat im linken und rechten oberen temporalen Kortex (Schläfenhirn), hier befindet sich der primäre Hörkortex. Ihre Verbesserung durch emotionale Prosodie (Gefühls-/Stimmungsbedingte Sprechmelodie) ist ebenfalls ein sich früh entwickelnder neuraler Mechanismus, wobei die Sensitivität für bedrohlich wirkende Sprachsignale, z. B. Ärger, höher ist als für glückliche Prosodie. Eine größere Aktivierung für glückliche Prosodie ist – wie bei Erwachsenen – in einer Region im rechten unteren Frontalkortex (dem Schläfenhirn benachbarten Frontalhirn) zu beobachten (Grossmann et al. 2010). Die Stimmwiedererkennungsleistung von Kindern im Vorschulalter ist bei vertrauten und bekannten Stimmen besser und steigt beim Schulkind bis zum Alter von ca. 10 Jahren deutlich an, um hiernach erst einmal zu stagnieren, bevor es das Leistungsniveau des Erwachsenen erreicht.

Im Kindergartenalter hat sich der Kehlkopf auf die Höhe des 6. Halswirbels abgesenkt. Stimmumfang und Modulationsfähigkeit der Stimme nehmen im Kindesalter weiter zu. Vokale Förderung, etwa in Gestalt von musikpädagogischer Förderung (durch Lauschen/Hören von Musik, Umgang mit Instrumenten, Singen), regt die Entwicklung und Ausbildung der Kinderstimme an (z. B. Pieper et al. 2015). Durch Singen wird die Stimme empfindsam und vermag emotionale Komponenten abzubilden, was sich auf den Stimmklang beim Sprechen überträgt. Stimmbildung beim Kind fokussiert primär auf die Singstimme.

Die Sprechstimmlage des heranwachsenden Kindes sinkt allmählich ab. Mit zunehmendem Alter nähern sich die Stimmen von Jungen und Mädchen ihrer Erwachsenenstimme an. Diesen Vorgang bezeichnet man als „funktionelle Mutation", die bei Mädchen früher als bei Jungen einsetzt, im Alter von 10 bis 11 Jahren.

Mit Eintritt in die Pubertät werden Kehlkopf und Stimme schließlich zu einem sekundären Geschlechtsmerkmal. Vorher haben Jungen und Mädchen noch einen ähnlichen Stimmapparat, doch dann wächst der Kehlkopf hormonell gesteuert stark, die Knorpel nehmen an Dichte und Festigkeit zu (bei Jungen imponiert der wachsende Schildknorpel in veränderter Winkelstellung als „Adamsapfel"). Die Stimmlippen gewinnen an Masse und Länge, bei Mädchen etwa 3–4 mm, bei Jungen bis ca. 10 mm („organische Mutation"). Das ist ausschlaggebend dafür, dass Stimmtonlage und Formanten tiefer werden. Der Kehlkopf der Mädchen wächst nicht so stark wie der der Jungen.

Wenn der Kehlkopf auf die Höhe des 7. Halswirbels abgesenkt ist, verbleibt er dort bis zum Alter von 15 bis 20 Jahren, um hiernach mit zunehmendem Alter weiter abzusinken. Das ungleichmäßige Wachsen von Knorpeln und Muskeln kann bei Jungen zum „Stimmbruch" führen, die Sprechstimmlage fällt deutlicher ab (bis zu einer Oktave) als bei Mädchen (um eine Terz). Die Dauer der Mutation beträgt beim Jungen zwischen 6 Monaten bis 3 Jahren, beim Mädchen zwischen 6 Wochen bis 3 Monaten. Die Mutation ist meistens mit 15 Jahren abgeschlossen.

Im Erwachsenenalter ist der Stimmumfang am größten (1,3 bis 2,5 Oktaven); er reduziert sich aber mit zunehmendem Alter. Auf dem Hintergrund des Alterungsprozesses verändert sich die Stimme, sie wird zur Altersstimme oder Presbyphonie (niedriger Atemdruck durch geringes Lungenfassungsvermögen, vermindertes Luftvolumen; nachlassende Beweglichkeit der Kehlkopfknorpel, sie verknöchern; Elastizitäts- und Spannkraftverlust der Muskelfasern im Kehlkopf; abnehmende Schwingungsfähigkeit der Stimmlippen; vermehrte Trockenheit der Schleimhäute). Nicht jeder ältere oder alter Mensch fällt durch eine Beeinträchtigung seiner Stimmfunktion auf.

Bei Frauen wird im Alter die mittlere Sprechstimme tiefer, untere und obere Grenze des Stimmumfangs sinken. Bereits beim Übergang in die Menopause zeigen Frauen im mittleren Alter im Vergleich zu 20- bis 28-jährigen Frauen ein niedrigeres Frequenz- und Intensitätsspektrum sowie eine habituell niedrigere Grundfrequenz (D'haeseleer et al. 2011). Messungen des Sprechumfangprofils an über 2000 Probanden im Rahmen der bevölkerungsbezogenen Studie für Erwachsene des Leipziger Forschungszentrums für Zivilisationserkrankungen (LIFE) deckte bei Männern eine signifikante Erhöhung in der Frequenz auf, was möglicherweise mit altersbedingten Umbauprozessen im Kehlkopf zusammenhängt (Berg et al. 2015). Bei der Veränderung der Grundfrequenz der Stimme von Frauen und Männern auf dem Hintergrund von Alterung handelt es sich um statistische Erkenntnisse. Im Einzelfall sind sie nicht immer beobachtbar und ggf. sind Einflussfaktoren wie Rauchen, Erkrankungen oder Ausbildungsgrad der Stimme für das stimmliche Lebensalter in Anrechnung zu bringen. Doch nicht nur die Grundfrequenz der Stimme ändert sich, sondern mitunter wirken sich auch altersbedingte hormonelle Veränderungen auf den Stimmklang aus: Die Stimme kann „dünn", „brüchig", „zittrig" werden. Bei beiden Geschlechtern verliert die Stimme im Alter an Dynamik und Stabilität, benötigt längere Erholungshasen nach Belastung, büßt aber nicht zwangsläufig ihren Wiedererkennungswert ein. Der Alterungsprozess, der sich in der Stimme niederschlägt, fällt individuell unterschiedlich aus.

Literatur

Anzieu D (1976) L'enveloppe sonore du soi. Nouv Rev Psychanal 13:161–179

Berg M, Engel C, Berger T, Fuchs M (2015) Zusammenhang zwischen Sprechumfangsprofil und soziodemographischen Faktoren und Rauchen. German Medical Science, 32. Jahrestagung der Deutschen Gesellschaft für Phoniatrie und Pädaudiologie vom 24.–27. Sept. 2015 in Oldenburg. http://www.egms.de/static/de/meetings/dgpp2015/15dgpp37.shtml. Zugegriffen: 10. März 2016

Blank A, Adamek K (2010) Singen in der Kindheit. Waxmann, Münster

D'haeseleer E, Depypere H, Claeys S, Wuyts F, Baudonck N, van Lierde KM (2011) Vocal characteristics of middle-aged premenopausal women. J Voice 25:360–366

Delbe A (1995) Le stade vocal. Editions L'Harmattan, Paris

Flatau TS, Gutzmann H (1906) Die Stimme des Säuglings. Arch Laryngol 18:139–151

Friederici AD (2013) Neurobiologische Grundlagen der Sprachentwicklung. In: Kieferle C, Reichert-Garschhammer E, Becker-Stoll F (Hrsg) Sprachliche Bildung von Anfang an. Strategien, Konzepte und Erfahrungen. Vandenhoeck & Ruprecht, Göttingen, S 74–82

Fröschels E (1920) Untersuchungen über die Kinderstimme. Centralbl Physiol 34:477–484

Grossmann T, Oberecker R, Koch SP, Friederici A (2010) The development origins of voice processing in the human brain. Neuron 65:852–858

Gutzmann H (1911) Beobachtungen der ersten sprachlichen und stimmlichen Entwicklung eines Kindes. Med-Pädag Monatsschr f d ges Sprachheilk 11:1–28

Kiese-Himmel C (2011) Die Bedeutung der Stimme für die frühe Sprachentwicklung. In: Fuchs M (Hrsg) Stimme – Persönlichkeit – Psyche. Kinder- und Jugendstimme, Bd. 5. Logos, Berlin, S 17–23

Kölsch A, Siebel WA (2007) Effekte der mütterlichen Prosodie für die Sprachentwicklung? Konsequenzen für die Diagnostik und Beratung. Interdis 1:13–21

Nöcker-Ribaupierre N (2003) Die Mutterstimme – Eine Brücke zwischen den Welten. In: Nöcker-Ribaupierre N (Hrsg) Hören – Brücke ins Leben. Musiktherapie mit früh- und neugeborenen Kindern. Vandenhoeck & Ruprecht, Göttingen, S 151–169

Nöcker-Ribaupierre N (2012) Hören – Brücke ins Leben: Musiktherapie mit früh- und neugeborenen Kindern Bd. 2. Reichert, Wiesbaden

Nöcker-Ribaupierre N, Zimmer ML, Portz F (2004) Förderung frühgeborener Kinder mit Musik und Stimme. Reinhardt, München

Papoušek M (1981) Die Bedeutung musikalischer Elemente in der frühen Kommunikation zwischen Eltern und Kind. Sozialpaediatr Prax Klin 3:412–415

Papoušek M (1994) Vom ersten Schrei zum ersten Wort. Anfänge der Sprachentwicklung in der vorsprachlichen Kommunikation. Huber, Bern

Papoušek M, Papoušek H (1989) Stimmliche Kommunikation im frühen Säuglingsalter als Wegbereiter der Sprachentwicklung. In: Keller H (Hrsg) Handbuch der Kleinkindforschung. Springer, Heidelberg, S 465–489

Pieper L, Körner M, Wiedemann M, Wagner F, Fuchs M (2015) Auswirkungen einer musikpädagogischen Intervention auf das Singstimmprofil bei Kindern im Grundschulalter. German Medical Science, 32. Jahrestagung der Deutschen Gesellschaft für Phoniatrie und Pädaudiologie vom 24.–27. Sept. 2015 in Oldenburg. http://www.egms.de/static/en/meetings/dgpp2015/15dgpp01.shtml. Zugegriffen: 10. März 2016

Schönweiler R, Käse S, Möller S, Rinscheid A, Ptok M (1996) Neuronal networks and self-organizing maps: new computer techniques in the acoustic evaluation of the infant cry. Int J Pediatr Otorhinolaryngol 38:1–11

Stern C, Stern W (1907) Die Kindersprache – eine psychologische und sprachtheoretische Untersuchung. Barth. Nachdruck: Darmstadt: Wissenschaftliche Buchgesellschaft 1987, Leipzig

Phänomenologie der Stimme

Christiane Kiese-Himmel

© Springer-Verlag Berlin Heidelberg 2016
C. Kiese-Himmel, *Körperinstrument Stimme*, DOI 10.1007/978-3-662-49648-0_4

Als komplexes vokales Signal kommt der Stimme sowohl in intra- als auch in interpersonaler Hinsicht eine entscheidende Bedeutung zu. Sie ist eine reichhaltige Informationsquelle und enthüllt viel, selbst Information, die ein Mensch eher verbergen möchte. In diesem Kapitel wird beschrieben, was die Stimme als Klangmedium tatsächlich oder vermeintlich transportiert: biologische Merkmale (wie Lebensalter, Geschlecht, Körpergröße), nationale, regionale, soziolinguistische und psychologische Merkmale (wie Herkunft, vermutete soziale Gruppenzugehörigkeit, Kompetenz, Persönlichkeit, Emotion, Befindlichkeit), Beziehungsaussagen, kommunikative Stimmformate. Im Weiteren geht es um einzelne "Erscheinungsbilder der Stimme", um die Wirkung von Stimmtonlagen auf den Hörer. Akustische Parameter der Stimme und sprechcharakteristische Eigenschaften sind entscheidend dafür, ob eine Person als „vokal attraktiv" gilt, erst recht für den ästhetisch-künstlerischen Ausdruck. Stimmschulung als ein probates Mittel, um die stimmliche Attraktivität und Leistungsfähigkeit im Berufs- wie auch Alltagsleben zu optimieren, wird angerissen, Voice-Coaching für den berufsbezogenen, bewussten, wirksamen Stimmgebrauch wird vorgestellt.

4.1   Stimme als angeborener Ausdruck des Menschen

Während „**Sprache**" erworben wird und als ein Ausdrucksmittel für intellektuelle Inhalte gilt, ist „**Stimme**" organisch gegeben. Stimme ist *ein* Bestandteil von Körpersprache, einem komplexen, eigenständigen Kommunikationssystem (z. B. Scherer 1988, 1995). Das beginnt beim Stimmumfang eines Menschen, dem Umfang der Grundfrequenzvariation. Er ist angeboren. Wie er genutzt wird, wird durch die jeweilige Umgebung oder Kultur bestimmt. So unterliegt Stimme einerseits der willentlichen Kontrolle und ist andererseits unwillkürlicher Bestandteil von Körpersprache. Zum Beispiel korreliert die Grundfrequenz der Stimme positiv mit der Augenbrauenposition: eine höhere Stimmtonlage geht mit einer höheren Augenbrauenposition einher.

Nicht nur individuell-ontogenetisch geht Stimme der vokalen Sprache voraus (▶ Kap. 3), sondern auch entwicklungsgeschichtlich. Noch bevor es Sprachsymbole gab, verfügte der Mensch über **nicht-sprachliche Stimmsignale** wie Seufzen, Stöhnen, Keuchen, Gähnen, Röcheln, Rülpsen, Fauchen, Schnarchen, Schluchzen, Weinen, Lachen[1]. Über diese vokalen Signale verfügt der Mensch noch heute und äußert einige mehr oder weniger lustvoll; sie sind genetisch verankert und subkortikal[2] gesteuert. Funktionell entsprechen sie den lautlichen Signalsystemen von Tieren („Tiervokalisationen"[3]), können aber auch symbolisch eingesetzt werden, z. B. das tönende Husten. Ebenso gilt das für das primär expressive Schreien, die intensivste Stimmleistung, um Aufmerksamkeit zu erregen. Ein Schrei kann ein Appell um Hilfe, eine Reaktion auf Schmerz, Frustration oder Kummer sein, manchmal von Weinen begleitet, zumeist in hoher Lautstärke. Im Gegensatz zum „Rufen" ist die Tonhöhe beim Schreien nicht mehr kontrollierbar.

Biologische Merkmale eines Menschen wie das *Lebensalter* oder das *Geschlecht* lassen sich recht zuverlässig an der Sprechstimme erkennen (auf der Basis gesprochener Sätze); die Rasse – gezeigt in einer Studie an 50 weißen und 50 schwarzen, gesunden erwachsenen Sprechern im Alter von 18 bis 57 Jahren mit sehr ähnlichem mittleren Alter (auf der Basis des mittleren Abschnitts des gehaltenen Vokals „a") – hingegen nur mit 60 % Genauigkeit, unabhängig von Geschlecht, professioneller Stimmerfahrung und Ethnie des Hörers (Walton und Orlikoff 1994). Im Erwachsenenalter ist die Stimme am eindeutigsten durch das Geschlecht festgelegt

---

1   Bereits Babys können lachen, auch blind und gehörlos geborene.
2   Damit sind Hirnregionen unterhalb des Kortex (Großhirnrinde) gemeint.
3   Tiervokalisationen sind instinktgeleitet.

(▶ Abschn. 2.3). Sie ist ein sekundäres Geschlechtsmerkmal, wobei die Grundfrequenz F_0 und die Formantfrequenzen die wichtigsten akustischen Parameter zur Erkennung sind (Skuk und Schweinberger 2014). Stimme wird demgemäß geschlechtsspezifisch wahrgenommen. Auch die Stimmen von Kindern lassen sich geschlechtsspezifisch etwa ab einem Alter von acht Jahren unterscheiden, obwohl der Kehlkopf zu diesem Zeitpunkt noch nicht ausgereift ist und somit der geschlechtstypischen Grundfrequenz entbehrt (Amir et al. 2012). Selbst bei gleich hohen Stimmen lässt sich eine Jungenstimme von einer Mädchenstimme unterscheiden, weil Jungen u. a. mit tieferen Formantfrequenzen sprechen und Mädchen lebendiger intonieren. Damit zeichnen sich schon früh genderspezifische Stereotypen (Geschlechtsrollenstereotypien) im Sprechausdruck ab. Die Schätzgenauigkeit des Lebensalters einer Person anhand ihrer Stimme nimmt mit deren ansteigendem Alter ab; das Alter wird unterschätzt, unabhängig vom aktuellen Alter des Schätzenden. Am genausten fällt die Schätzung für Kinder und Adoleszente aus. Die Schätzgenauigkeit für das Alter von Männerstimmen wird im Zeitfenster zwischen 46 und 55 Jahren geringer, die für das Alter von Frauenstimmen bleibt selbst in der Menopause weiterhin hoch (Hughes und Rhodes 2010). Ein Mann mit behauchter Stimme („breathy voice"), wahrnehmbar durch einen hohen Rauschanteil, weil die Stimmritze nicht vollständig schließt und die Stimmlippen kaum an der Phonation beteiligt sind, wird eher für jung gehalten.

In der Stimme kommen nicht nur Alter und Geschlecht einer Person, sondern auch ihre *Körpergröße*, ihr *Körperumfang* und ihre *Körperform* „in einer für den Hörer weitgehend richtig erfassbaren Art" zum Ausdruck, wie die Österreicherin Herta Herzog 1933 schrieb (Herzog 1933, S. 345). Die Studie von Hertrich und Ziegelmayer (1988) konnte das aber nur für die Körpergröße bestätigen. Imhof (2010) stellte fest, dass sich ein Hörer anhand der Stimmtonhöhe eines Menschen eine Vorstellung von dessen Körpergröße und Körperform (Schulter- und Brustumfang) machen kann. Je höher eine Stimme, für desto kleiner hält man ihren Sprecher. Hingegen stellt man sich Personen mit tiefer Stimme eher groß vor, da eine tiefe Stimme beim Mann mit einer großen Resonanz im Bereich des Brustkorbs einhergeht und auf einen großen Brustkorbumfang schließen lässt. Eindeutige Hinweise auf die Körpergröße geben die Unterschiede zwischen den Formantfrequenzen, weil die individuelle Länge und Form des Ansatzrohrs den Klang beeinflussen (▶ Abschn. 2.3 unter [c]); die Unterschiede sind bei größeren Personen kleiner (Maurer et al. 1996).

Die norwegische Studie von van Dommelen und Moxness (1995), in der die Körpergröße und das Körpergewicht anhand von Stimmaufnahmen beim Lesen von 10 isolierten Wörtern und beim Textlesen von zwei Absätzen durch männliche und weibliche Studierende zu schätzen war, brachte mehr Klarheit, welche Parameter solche Schätzurteile beeinflussen: Es ist nicht nur das Geschlecht des Sprechers, sondern auch das des Hörers. Männer vermochten die genannten Körpermaße anhand der Stimmproben besser einzuschätzen als Frauen. Bei Männern bestanden statistisch signifikante Zusammenhänge zwischen der geschätzten und der faktischen Körpergröße eines Sprechers bzw. dessen geschätztem und faktischem Körpergewicht. In einer tiefen Grundfrequenz wurde vom Hörer ein Indikator für größere Körpermaße gesehen. Doch weder Männer noch Frauen waren in der Lage, die Körpergröße bzw. das Körpergewicht von weiblichen Sprechern korrekt zu schätzen. Die Beziehung zwischen dem Körpergewicht eines Sprechers und seiner globalen Sprechrate war statistisch bedeutsam, indem schwerere Männer langsamer sprachen, also eine niedrigere Sprechrate hatten. Nur das Körpergewicht von Männern konnte anhand von Informationen aus der Sprechrate richtig vorhergesagt werden, wohingegen die Vorhersagen der Körperlänge eines Sprechers aus spektralen Informationen (Formantfrequenzen), welche von den individuellen anatomischen Gegebenheiten eines Vokaltrakts abhängig sind, fehlerhaft waren. Die Ergebnisse zum Zusammenhang von Körpermerkmalen (Größe, Gewicht,

Form, Brustumfang, Brustbehaarung) und Stimme fallen studienabhängig also heterogen aus. In der Studie von Bruckert et al. (2006) schätzten weibliche Hörer anhand des Stimmbeispiels eines Mannes dessen Körpergröße falsch ein. Evans et al. (2006) deckten in einer Studie an 50 Männern eine signifikant negative Beziehung zwischen Grundfrequenz (F_0) und Körpergröße bzw. Körperform auf. Auch blinden Menschen gelingt es, von der Stimme eines Sprechers (auf der Basis von Vokalen) auf seine Körpergröße zu schließen, allerdings nur beim Mann, wie jüngst eine vergleichende polnische Studie mit Blinden und Sehenden im Alter von 20 bis 65 Jahren zeigte (Pisanski et al. 2016). Die Autoren mutmaßen, dass diese Fähigkeit angeboren ist. In psychologischer Perspektive vermuten Männer hinter einer zarten Frauenstimme einen kleinen Körper, in dem sie keine oder allenfalls eine geringe Bedrohung für sich sehen. Frauen präferieren eine männliche Stimme, die einen großen Körper signalisiert, der sie zu beschützen vermag. Das Stimmmerkmal „Behauchung" wird bei Sprechern mit kleinen Körpern vermutet und vor allem bei Frauen als ein Indiz für vokale Attraktivität (▶ Abschn. 4.6) betrachtet.

Auch die *Herkunft* eines Menschen – **ein soziolinguistisches Merkmal** – lässt sich mitunter der Sprechstimme entnehmen. Während die Unterscheidung eines Muttersprachlers von einem Nicht-Muttersprachler in einer Hochsprache selbst einem ungeübten Hörer gelingt, sind geografische Herkunft oder regionale mundartliche Besonderheiten an der Stimme nur für einen diesbezüglich erfahrenen Sprecher wie einen Mundart- oder Dialektspezialisten erkennbar. Es gibt große Unterschiede in der Intonation von Dialekten und phonologische Eigentümlichkeiten. Der (erworbene) sozioökonomische Status eines Menschen ist an der Sprechstimme nicht sicher ablesbar; es wird angenommen, dass ein höherer Status mit einer tieferen Stimme einhergeht.

Wie das Gesicht oder die Handschrift eines Menschen ist die Stimme als ein personeneigenes, einmaliges Merkmal Bestandteil seiner Identität. Das ist im Zusammenspiel der Anatomie seines Vokaltrakts (jeder Hohlraum hat seine individuelle Abmessung und in Folge dessen seine eigene Resonanz) und seiner Phonation begründet („physiognomischer[4] Stimmausdruck"). Jede Stimme zeichnet sich durch ihre eigene Tonhöhe und individuelle Klangfarbe aus sowie durch ihre charakteristische Stimmmelodie. Im Familien-, Freundes- und Bekanntenkreis reicht es daher meistens aus, sich als Anrufer am Telefon mit „Hallo, ich bin's" zu melden, um erkannt zu werden. So hat jede Person ein eigenes „vocal image", das ihre Identität mitbestimmt. „Stimme" wird in der Literatur mit einer Vielfalt schillernder Bezeichnungen belegt: „vokaler Personalausweis", „persönlicher Stimmabdruck", „vokaler Fingerabdruck", „vokale Signatur", „vokale Markierung einer Person", „persönliches Markenzeichen", „intime" „klingende" bzw. „auditive Visitenkarte", „akustisches Spiegelbild", „Klanggesicht", „äußerst intimes Musikinstrument", „Botschafterin" oder „Sonagramm der Persönlichkeit", „Foto der Seele".

Weil die Stimminformation nicht mit der Gesichtsinformation assoziiert sein muss, vermag ein Hörer eine Stimme zu erkennen, selbst wenn der dazu gehörige Sprecher nicht sichtbar ist, sofern das Gesicht eines Sprechers bekannt ist. Das ist neurowissenschaftlich zu erklären. Beim Erkennen einer vertrauten Stimme werden im Gehirn auch solche Areale aktiviert, die für die Gesichtserkennung zuständig sind. Offensichtlich arbeiten in der Personenerkennung die Hirnareale, die die Verarbeitung von Stimme und Gesicht leisten, zusammen, was durch funktionelle Magnetresonanztomografie (fMRT)[5] nachgewiesen werden konnte (Blank et al. 2011).

---

4   *Physiognomik* meint den Rückschluss aus konstanten körperlichen Gegebenheiten eines Menschen, z. B. aus der Stimme oder dem Gesicht, auf seine Persönlichkeit, auf sein Temperament.

5   Das ist ein neurophysiologisches, bildgebendes Untersuchungsverfahren, welches die Aktivität von Nervenzellen anhand von Gewebedurchblutung und Durchblutungsveränderungen in Hirnarealen misst und aktivierte Areale mit hoher räumlicher Auflösung darstellt.

Die Unfähigkeit, die Identität von bekannten Personen anhand ihrer Stimme zu erkennen oder zwei unbekannte Stimmen voneinander zu unterscheiden – bei intakter Hörfähigkeit sowie normaler Intelligenz –, wird als *Phonagnosie* bezeichnet. Hierbei handelt es sich um eine Sonderform der auditiven Agnosie[6], die angeboren oder auch erworben sein kann (z. B. nach einem Schlaganfall oder einer Hirnschädigung).

4.2 Stimme und Persönlichkeit

„Person" wird von „personare", dem Lateinischen Verb „durchtönen, laut erschallen, widerhallen" abgeleitet. Nach einer nicht unbestrittenen etymologischen Deutung soll das Wort „Person" aus dem lateinischen „per sona" kommen, mit dem ursprünglich das Mundstück der Schauspielermaske (sona) bezeichnet wurde, durch welche die Stimme ertönte. Solche Masken waren außerordentlich praktisch, weil sie einen schnellen Wechsel in der Darstellung verschiedener Personen ermöglichten – in der Antike spielte ein Schauspieler in einem Stück bis zu fünf Rollen. Die Masken waren aus stuckiertem Leinen, ähnlich der Gipsbinde in der Unfallchirurgie, innen mit Ziegenleder oder Filz ausgeschlagen, um Druckstellen zu vermeiden und wurden hinten am Kopf mit Bändern zusammengebunden.

Der US-amerikanische Psychologe Harold C. Taylor schrieb 1934 (S. 44), dass bereits der Gebrauch sog. sozialer Routinen wie das bloße „Hello", „Thank you" oder „Goodbye" eines Telefon-Operators häufig komplexe Vorstellungen zu seiner Persönlichkeit erlaubt. Ein Bereich der Ausdruckspsychologie, der von den lauthaften Äußerungen der Sprache auf das Wesen eines Menschen schließt, also seinen Sprechausdruck deutet, ist die *Phonognomik*; sie fußt auf Studien des Psychologen Johannes Rudert (1894–1980) zum Ausdruck der Sprechstimme (Rudert 1965). An dieser Stelle sei auch an die Idee einer „charakterologischen Stimm- und Sprechanalyse" von Rudolf Fährmann (1960) erinnert. Im Zuge der zunehmenden naturwissenschaftlichen Profilierung der Psychologie wurde dieser Ansatz unpopulär. Über die Hintertür trat er später mit einem anderen Etikett, und zwar dem der „nonverbalen Kommunikation", wieder in Erscheinung und war ein Impuls für die ausdruckspsychologische Sprechstimmforschung in einem anderen Format.

Nonverbale Botschaften enthalten paralinguistische (sprechbegleitende) Hinweise, z. B. durch die Atmung, aber auch durch Flüstern, einem sog. Stimmmodifizierer und durch Stimmmodifikationen wie Lachen oder Weinen. Insbesondere die Vokaleffekte der Stimmparameter Tonhöhe und Lautstärke bewirken, dass der Hörer einem Sprecher bestimmte Eigenschaften zuschreibt. Dass der Ton ein Hilfsmittel zur Beschreibung einer Person ist, war bereits einer Sentenz des griechischen Philosophen Sokrates (470–399 v. Chr.) in der Antike zu entnehmen: „Sprich, damit ich dich sehe!" Der Titel eines Zeitschriftenaufsatzes „Den Menschen mit dem Ohr sehen" (Fisch 2015) kommt dem inhaltlich nahe, fokussiert aber auf die eigene Stimme als Tor zur Selbstwahrnehmung.

Der HNO-Arzt Günther Habermann (1975) bezeichnete die Stimme als „Spiegel der Person". Hierbei beruft er sich auf den Gelehrten Michael Scotus. Ein Kapitel seines „Handbuch der Physiognomik" (1228) widmete Scotus der Stimme. In diesem schloss er von bestimmten Stimmmerkmalen eines Menschen auf dessen Charaktereigenschaften (in der modernen Psychologie spricht man stattdessen von Persönlichkeitsmerkmalen). Zum Beispiel: „Wessen Stimme fein und schwach ist mit geringem Atem, der ist schwach, furchtsam (aber) intelligent,

---

6   Das ist eine neuropsychologische Störung bei intakter Aufnahme und Weiterleitung der Sinnesreize ins Gehirn, die durch den Verlust der Interpretationsfähigkeit der aufgenommenen Reizinformation gekennzeichnet ist.

klug, mäßig". Oder: „Wessen Stimme tief beginnt und hoch endet, der ist jähzornig, heftig, kühn und sicher" (zit. nach Habermann 1975, S. 131). Aus heutiger Sicht ist eine solche (weitgehend intuitiv getroffene) Zuordnung wissenschaftlich nicht mehr haltbar. Nichtsdestotrotz übt die Idee, aus der Wirkung einer Stimme Rückschlüsse auf eine Person zu treffen, nach wie vor eine große Faszination aus. Der Stimmtrainer Romeo A. Kia (2001) nannte sogar den Titel seines Übungsbuchs für die Stimme „Spiegel meines Selbst".

Die wissenschaftliche Psychologie hat nach einem Zusammenhang von Stimmparametern und **Persönlichkeitsmerkmalen** in der ersten Hälfte des vergangenen Jahrhunderts gesucht und Ergebnisse vorgelegt. Hier sind die Namen von US-amerikanischen Psychologen wie Gordon W. Allport und Hadley Cantril (1934), der zuvor erwähnte Harold C. Taylor (1934), Paul J. Fay und Warren C. Middleton (1939, 1940a, 1940b, 1941, 1942) oder aber auch Tom H. Pear (1931) in Großbritannien zu nennen. Der Psychologe Klaus Scherer (1978) an der Universität Genf berichtete, dass sich bestimmte Persönlichkeitsmerkmale, also überdauernde Merkmale einer Person im Erleben und Verhalten wie z. B. „Extraversion", an der Sprechstimme erkennen lassen. Der extravertierte Sprecher – eine lebendige bis dynamische, selbstbewusste, kontaktfreudige, gesellige, durchsetzungsfähige Persönlichkeit – soll lauter und schneller sprechen als der introvertierte Sprecher, dem eine leise und verhaltene Sprechweise sowie eine geringere Dynamik und Variation in der Grundfrequenz zugeschrieben werden.

Die Sprechrate hat einen starken Effekt darauf, wie kompetent eine Stimme erscheint. Ein schneller Sprecher, der z. B. keine Füllsel wie „äh", „ähm", „hmm", „jaa" verwendet, erscheint überzeugender und intelligenter. Wenige Sprechpausen und wenige Wiederholungen sowie eine dynamische Stimme signalisieren Kompetenz. Laute und männliche Stimmen werden – im Gegensatz zu weichen, sanften, weiblichen Stimmen – als „konsequent wirkend" wahrgenommen. Ihre Sprecher haben eine aufrechte Kopfhaltung und heben bzw. senken allenfalls diskret ihren Kopf, wohingegen Frauen ihren Kopf deutlich mehr bewegen, schütteln oder nicken (Hertlein 1999). Intonation und Sprechrate sind aber stets auch durch die jeweilige Sprache, die Situation (z. B. Kondolenzausdruck; Urteilsverkündung in einem Gerichtsprozess) und/oder durch den/die Zuhörer bestimmt, ähnlich der Lautstärke eines Sprechers, die themengemäß und raumangemessen sein muss.

Einer Person mit einer attraktiven Stimme (▶ Abschn. 4.6) werden in der subjektiven Evaluation positive Persönlichkeitsmerkmale zugeordnet: Sie wird für zuvorkommend, warmherzig, anständig, dominant[7] und durchsetzungsstark gehalten. Dahinter verbirgt sich für Zuckerman und Driver (1989) ein Stereotyp vokaler Attraktivität: „What sounds beautiful is good". Doch Irrtümer sind an der Tagesordnung. Zum Beispiel resultiert die Einschätzung „Dominanz" aus verschiedenen Informationsquellen (Tusing und Dillard 2000) und die Grundfrequenz F_0 ist nur bei Männern mit dem Merkmal „Dominanz" positiv assoziiert, nicht bei Frauen. Es kommt durchaus vor, dass sich das Bild eines Menschen, das man sich anhand seiner Stimme machte, bei der ersten Begegnung mit synchroner visueller Wahrnehmung als falsch erweist oder, noch schlimmer: dass das anfängliche Bild so mächtig ist, dass eine Korrektur schwer gelingt oder unterbleibt. Meistens sieht man aber einen Menschen, wenn er spricht, und wenn dieser dann noch zu einer klangvollen Stimme lächelt, wird er ohnehin als ausgesprochen angenehm und sympathisch empfunden. Umgekehrt kommt es jedoch auch vor, dass verschiedene Hörer einer Stimme ihrem Eigner bestimmte Persönlichkeitsmerkmale zuweisen – ohne dass dieses in Wirklichkeit zutrifft.

---

7   Der Begriff „dominant" hat eine zweifache Bedeutung: Physische Dominanz i. S. von Überlegenheit sowie soziale Dominanz im Sinne von Macht und Kontrolle.

Interessanterweise werden von Hörern auch einer Computerstimme, also einer Stimme ohne Shimmer und Jitter (▶ Abschn. 2.3), die der natürlichen Körperlichkeit entbehrt und langweilig klingt, Persönlichkeitsmerkmale zugewiesen, obgleich dieser aufgrund der Trennung von Stimme und Körper eine natürliche Sprechmelodie fehlt. Scheinbar ist es ein großes Bedürfnis, hinter einer Stimme die Person zu suchen, der sie gehört.

Die Deckungsgleichheit von Stimme und Person ist besonders wichtig in der Synchronisation von Stimmen, der lippensynchronen Übertragung der Äußerungen eines fremdsprachigen bzw. dialektalen Sprechers in einem Spielfilm, Zeichentrickfilm oder Computerspiel. Das bedarf einer sehr hohen Willkürkontrolle des Stimmapparats. Die Originalstimme muss durch eine passende Synchronstimme ersetzt werden; zu ihr sind Sprechweise und Ausdruck der zu synchronisierenden Person zu übernehmen und mit der Filmvorlage in „Einklang" zu bringen. An diesem Punkt ist die größte Herausforderung in der Synchronisation einer Stimme erreicht: die vokal-auditive Nachahmung eines Originals im Sprechausdruck, die überdies glaubhaft Stimmungen und Emotionen im Stimmklang übertragen muss. Eine Verletzung der Deckungsgleichheit von Stimme und Person kommt nirgends deutlicher zum Ausdruck als in schlecht synchronisierten Filmen, in denen der Klang der Stimme eines Synchronsprechers (**Synchronstimme**) und der fremde Körper der Originalstimme auseinanderfallen.

Synchronsprecher entwickeln in ihrer Rolle als „Synchronstimme" für den Hörer eine eigene Identität und Vertrautheit und werden zum „Synchronschauspieler". Eines in dieser Hinsicht berühmteste Schauspieler-Synchronsprecher-Pärchen ist wohl Robert de Niro und Christian Brückner, seine deutsche Stimme. Den amerikanischen Schauspieler mit einer anderen deutschen Stimme zu hören, dürfte zu nachhaltiger Irritation in den ersten Minuten eines Spielfilms führen. Zu solch irritierenden Erleben kann es aber auch kommen, wenn ein Synchronsprecher eine andere Synchronstimme imitieren muss als die, durch die er bei den Hörern bekannt ist – sei es, weil er mehrere Personen synchronisiert, sei es, weil der ursprüngliche Synchronsprecher nicht (mehr) zur Verfügung steht (z. B. übernahm Christoph Jablonka – nach dem Tod des Kultsprechers Norbert Gastell Ende 2015 – am 30. August 2016 in der US-Zeichentrickserie die Stimme des deutschen Homer Simpson), oder sei es, weil der Regisseur die Stimme eines für die Rolle optisch bestens besetzten Schauspielers für ungeeignet hält; in dem Fall handelt es sich nicht mehr um die Synchronisation aus einer anderen Sprache. So zum Beispiel geschehen beim Regisseur und Filmproduzenten Werner Fassbinder (1945–1982), der die Stimme des deutschen Schauspielers Hark Bohm in seinem Spielfilm „Effi Briest" synchronisieren ließ.

Nebenbei: Nicht jeder Sprecher kann jede Stimme synchronisieren, weil ein Synchronsprecher seine konstitutionell begründete mittlere Sprechstimmlage auf Dauer nicht beliebig verändern kann, ohne dass diese Schaden nimmt. Mit einem großen Kehlkopf ist eine Stimme willentlich leichter zu verändern als mit einem kleinen Kehlkopf, der z. B. nicht die Imitation der Stimmtonlage eines männlichen Basses erlaubt, die tiefste aller Stimmtonlagen[8]. Wenn während einer Synchronisation stimmlich ein Wechsel zwischen männlicher bzw. weiblicher Stimme stattfindet, liegt „*vokale Travestie*" oder „*vokaler Transvestismus*" vor.

Zwischen Persönlichkeit und Stimme besteht nicht unbedingt eine Spiegelbeziehung, wie es die Literatur nahelegt; Stimmeigenheiten bieten keine zuverlässigen Hinweise auf Persönlichkeitsmerkmale – mit Ausnahme des Merkmals „Extraversion". Das ist insbesondere dann der Fall, wenn ein Sprecher seine Stimme verstellt, indem er bewusst Stimmeigenschaften

---

8   Der Frequenzbereich, der mit der Stimme produziert werden kann, liegt zwischen 60 Hz (der tiefen männlichen Stimmlage Bass) und 1000 Hz (der höchsten menschlichen Stimmlage Sopran).

annimmt, um einen bestimmten Eindruck beim Hörer zu erzeugen oder bestimmte Ziele zu erreichen. Zudem gibt es situations- und stimmungsabhängig eine hohe intraindividuelle Variabilität im Stimmklang einer Person, etwa durch Aufregung, Begeisterung, Anspannung. Die Stimme kann sich im Tagesverlauf verändern (morgens frischer klingen als abends oder ggf. auch umgekehrt, nämlich schläfriger), ebenso bei Alkoholisierung oder Krankheit (▶ Kap. 6). Überdies ist bei gesprochener Sprache der Stimmeindruck nicht gänzlich vom Sprachinhalt und dem verwendeten Vokabular zu lösen. Und obendrein existiert ein starker differentieller Effekt: Identische vokale Signale werden in einer Frauenstimme anders interpretiert als in einer Männerstimme. Eine Frau mit behauchter Stimme wird für jünger, femininer, zierlicher, schöner, doch oberflächlicher gehalten. Die gleiche Stimmcharakteristik bei einem Mann ruft die Vorstellung „jung" bzw. „jugendlich" und „künstlerisch" hervor (Imhof 2010, p. 20). Unter den Forschern besteht daher wenig Einigkeit, auf der Basis welcher Sprachprobe die Zuschreibung von Persönlichkeitsmerkmalen zu einer Person optimal gelingt.

Unterschiede und Unzulänglichkeiten in der Methodik (vorwiegend Perzeptionsexperimente), den Stichprobencharakteristiken bzw. Messgrößen sowie heterogene Professionalität der Stimmbeurteiler (von Laien über fachgebundene Studierende unterschiedlichen Semesters, akademische Experten bis zu Schauspielern) der zahlreichen Studien machen es schwer, allgemeine Schlussfolgerungen zu ziehen. So hört in vielen Studiendesigns eine große Anzahl von Beurteilern Beispiele von Sprechstimmen und schätzt auf dieser Grundlage das Lebensalter, die Körpergröße oder ein anderes personenbezogenes Merkmal des dazugehörigen Sprechers ein. Für jedes gesprochene Stimmbeispiel wird ein mittlerer Schätzwert berechnet und die durchschnittliche Differenz zwischen den geschätzten Altersangaben (jenen für die Körpergröße oder jenen für ein anderes personenbezogenes Merkmal) und den faktischen Alterswerten (bzw. jenen für die Körpergröße oder für ein anderes personenbezogenes Merkmal) wird dann als Genauigkeitsmaß präsentiert. Ein solches methodisches Vorgehen schließt nicht aus, dass alle Beurteiler in ihren Schätzungen „daneben liegen", deren Mittelwert sich aber dem Lebensalter oder der Körpergröße annähert. Eigentlich reflektieren solche Ergebnisse nur die Genauigkeit von zusammengefassten Schätzwerten. Zudem differieren die Studien in Quantität, Qualität und sozialer Relevanz der angebotenen Signale, deren Standardisierungsgrad stark variieren kann (z. B. ein gehaltener Vokal; ein soziales Wort wie „Hallo"; fortlaufende, irrelevante Sprache von einer Zeitdauer über 10 Sekunden, phonetisch meistens nicht ausgewogen). Nicht zuletzt deshalb hat der bereits o. g. Psychologe Scherer sein Augenmerk vom Zusammenhang „Stimme und Persönlichkeit" auf den Zusammenhang „Stimme und Emotion" verlagert.

Weil jede Stimme einzigartig ist und eine eigenen unverwechselbaren Klang hat, ist sie ein biometrisches Merkmal, was im Rahmen von polizeilichen Ermittlungsmaßnahmen bei der Aufklärung von Straftaten, etwa zur Identifizierung von Entführern oder Erpressern, verwendet werden kann, sofern es als Bezugsgröße fälschungssicher gespeichert ist. Der sog. Voice Print („akustischer Fingerabdruck") wird in der kriminalistischen Sprecheridentifikation eingesetzt und umgekehrt, kann mit ihm mit hoher Wahrscheinlichkeit auch der Nachweis der eigenen Identität erbracht werden. Dieses personengebundene Merkmal ist jedoch nur unter zwei Bedingungen hinreichend zu erkennen: (1) Es darf nicht durch Hintergrundgeräusche, aktuelle Heiserkeit oder Über- wie auch Untersteuerung der Sprachaufzeichnung verzerrt sein, und (2) es darf nicht bewusst, etwa durch elektroakustische Manipulation („elektronische Stimmverfremdung", durch die neue Identitäten modelliert werden können), verändert werden.

Bei Stimmvergleichen mithilfe von computergestützten sonografischen Schallanalysen (umgangssprachlich: „Ultraschall") werden die Grundfrequenz der Stimme sowie ihre Intensität erfasst. Zu berücksichtigen ist jedoch der eingeschränkte Frequenzbereich bei telefonischer

Übertragung, insbesondere bei Mobiles[9]. Doch in Verbindung mit der Artikulation und ihren ggf. vorhandenen Auffälligkeiten (z. B. Lispeln), mit der Sprachfärbung (dialektal oder Imitation einer Fremdsprache) und Sprechweise (z. B. Redeunflüssigkeiten im Sinne von Stottern) und mit sekundären Stimmmerkmalen (z. B. Nasalität) können Stimmvergleiche die Identifizierung von anonymen Anrufern (Stalkern) erleichtern, denn weicht zum Beispiel die Stimme eines Stalkers von der genderspezifischen Grundfrequenz ab, ist sie leichter einzuordnen. Stimmfrequenzschwankungen und das Atemverhalten eines Sprechers können in der ersten, deeskalierten Phase einer Geiselnahme einen Hinweis auf das Stress- und Erregungsniveau eines Geiselnehmers geben. Unter Stress ist die Atmung flach, die Grundfrequenz der Stimme erhöht und die Stimmlippenvibration zeigt Irregularitäten. Eine solche Information kann für die Verhandlungsführung der Polizei von großem Nutzen sein (Heubrock et al. 2010). Ein relativ junger US-amerikanischer Übersichtsartikel informiert über das Gebiet „Forensic Voice", in dem es um Stimmqualitäts- und Artikulationsbezogene akustische Beschreibungsgrößen geht (Hollien et al. 2014). In der forensischen Sprecherkennung spielt zudem das Wissen um entwicklungstypische Merkmale junger bzw. alter Stimmen eine Rolle (Winkler 2009). Zum Beispiel sind Stimmqualität (Zittern in der Stimme als Ausdruck von Angst oder starker Berührtheit; geräuschhafte Anteile durch Behauchung, Gepresstheit) und Sprechrate bei Männern relevante Hinweise für ihr Lebensalter.

Für Sicherheitssysteme gewinnt die „Stimme" – neben dem Fingerabdruck, dem Iris-Scan, dem Retina-Bild oder der 3D-Handgeometrie – in der Authentifizierung zunehmend an Bedeutung. Als Ersatz für ein Passwort ist die Nutzung der Stimme als Merkmal zur Authentifizierung noch in der Erprobungsphase. Eine weitere Nutzung der Stimme bietet sich zur Kontrolle einer Computermaus für Personen mit handmotorischen Einschränkungen an („The Vocal Joy Stick"; Harada et al. 2006). Der vokale Joystick erlaubt eine kontinuierliche Kontrolle des Maus-Cursors, ähnlich dem handbetriebenen Joystick, hier aber durch Variation von akustischen Stimmparametern wie Tonhöhe oder Lautstärke. Auch Haushaltsgeräte sollen zukünftig durch die Stimme ihres Besitzers bedienbar sein, und Safes oder andere Schließanlagen sich durch den individuellen Stimmton öffnen lassen. Dies kann aber nur in einer leisen Umgebung funktionieren.

4.3 Stimme als Kommunikationsmedium

Mindestens zwei Personen stehen sich in einer Face-to-Face-Kommunikation[10] gegenüber; die Kommunikationsteilnehmer erhalten eine visuelle Information zu ihrem Gegenüber und ggf. eine Stimminformation, sofern gesprochen wird. Nach Watzlawick et al. (1974, S. 64) gehören nicht nur der „Ton der Sprache", sondern auch das visuelle Ausdrucksverhalten wie Mimik, Gestik, Körperhaltung zur sprachfreien Kommunikation. Das ist die „analoge" Kommunikation, die i. d. R. unbewusst abläuft. Sie hilft bei der Auswahl eines Kommunikationszugangs, bei der Einordnung der Absichten des Kommunikationspartners oder bei der Vermeidung bestimmter Verhaltensweisen. Weil eine Kommunikation immer emotionsbesetzt ist, ermöglicht nur die analoge Kommunikation einen Einblick in die Gefühlswelt

---

9   Durch den Telefonkanal werden Frequenzanteile bis ca. 3.4 Hz übermittelt. Somit kann es zu Informationsverlusten bei Sprachlauten im oberen Frequenzbereich kommen. Sog. *Total-Voice-Systeme* berechnen Resonanzkoeffizienten im Mund-, Nasen- und Rachenraum, was die Identifizierung fremdsprachiger Personen verbessert.

10 Direkt; von Angesicht zu Angesicht.

des anderen. Selbst eine fehlende Kommunikationsabsicht kann den Stimmklang (negativ) beeinflussen. Die „analoge" Kommunikationsform wird von der „digitalen" Kommunikation unterschieden, die in einer gesprochenen Äußerung, eine Informationsübermittlung durch Zahlen, Buchstaben oder Kennziffern enthält. Analoge und digitale Kommunikationskomponente dürfen sich nicht widersprechen; sie müssen kongruent, *stimmig*, sein, damit der Sprecher authentisch wirkt und keine Kommunikationsmissverständnisse oder gar Kommunikationsstörungen entstehen. Doch wo die Beziehung zum zentralen Thema wird, erweist sich die digitale Kommunikation als fast bedeutungslos. Ihr fehlt ein ausreichend eindeutiges Vokabular zur Definition von Beziehungen.

Eine Kommunikationssituation, in der der direkte Kontakt zum Hörer nicht gegeben ist, weil der Informationsfluss nur in eine Richtung geht, etwa zum Hörer beim Hörfunk, ist eine „Einweg-Kommunikation" oder „mediatisierte Kommunikation" (vgl. Pinto 2012). Eine unmittelbare Rückmeldung fehlt bei ihr. In rein auditiven Situationen (z. B. Hörfunk, Telefon oder auch in der Dunkelheit) müssen vom Hörer durch das Auge wahrgenommene Signale, die die Übermittlung von Bedeutung unterstützen, durch die Analyse von Atmung und Stimme ersetzt werden. So erkennt etwa ein Telefonanrufer an der Stimme des Angerufenen, ob dieser gerade zum Telefon gerannt, weil atemlos, ist, ob er entspannt wirkt oder ob er sich gestört fühlt.

Bei einer Kommunikation, die ausschließlich über den akustischen Kanal erfolgt, werden von einem Sprecher manchmal „Ear-Catcher" eingebaut. Das sind Tonelemente, um den Hörer aufmerken lassen. Dieses ist eine gängige Praxis in der Radiowerbung. Hier kommt der Sprechstimme – wie generell in der Werbung – eine eminente Bedeutung zur klanglichen Positionierung eines Produkts oder einer Produktmarke zu. In diesem Zusammenhang sei auf die Stimme aus dem Off in der Film- oder Fernsehwerbung verwiesen. Das ist die Stimme eines Menschen, der nicht zu sehen ist, oder eine digitalisierte Stimme. Eine solche Stimme ist von dem Körper, dem sie zugewiesen wird, getrennt. Eine „Off-Stimme" wird dramaturgisch auch zum Erzählen einer Geschichte oder zum Sprechen von Text in Romanverfilmungen oder Theaterstücken eingesetzt („Synchronisation im Modus der Off-Stimme").

Telefonumfragen sind in der Markt- und Meinungsforschung zu einem Standardinstrument geworden. Insbesondere bei einer unangekündigten Befragung, einem sog. „cold call", was üblicherweise der Fall ist, ist die Stimme des Anrufers der entscheidende Faktor dafür, ob der Angerufene auskunftsbereit ist. Dies gilt vor allem, wenn für ihn kein Interesse am Umfragethema gegeben ist. Eine angenehme Stimme erhöht die Teilnahme an der Befragung (z. B. Scherer 1978). Nun haben aber Steinkopf et al. (2010), die den Einfluss von Stimmparametern auf die Erfolgsquote in Telefoninterviews untersuchten, andere Erkenntnisse gewonnen. Basierend auf den Daten von 56 Interviewerinnen erwiesen sich nicht subjektive Einschätzungen durch den Angerufenen bzgl. der Stimme der Interviewerin als relevant für den Interviewerfolg, sondern objektiv gemessene Stimmmerkmale; diese prognostizierten den Erfolg einer Interviewerin. Hierbei hatte insbesondere die Stimmhöhe einen substanziellen Einfluss auf die Erfolgsquote. Der Zusammenhang zwischen der Tonhöhe oder der Sprechrate mit den Erfolgsquoten war jedoch nicht linear, sondern umgekehrt u-förmig. Das bedeutet, dass es gerade die Durchschnittlichkeit einer Stimme war, die eine kooperative Haltung gegenüber einem Interview bewirkte: eine normale weibliche Stimme, die nicht zu langsam und nicht zu schnell sprach. Möglicherweise wird damit die Erwartung einer Normalitäts-Entsprechung zum Angerufenen bedient. Zumindest scheint die Bereitschaft zur Teilnahme an einem Telefoninterview keine ganz bewusste Entscheidung zu sein.

4.3.1 Stimme zur Übermittlung von Emotionen

Zur Kommunikation emotionaler Information sind insbesondere nonverbale Signale geeignet. Unter ihnen ist die Stimme das wichtigste, denn die „Sprache der Töne" ist entwicklungsgeschichtlich die älteste, wie zu Beginn von ▶ Abschn. 4.1 beschrieben. „Nur wo Sprache Töne hat, entbirgt sie die Zwischentöne des lebendigen Gemüts" (Kühn 1999, S. 173).

Wie jemand sich fühlt, ist an seinem Stimmklang beim Sprechen zu hören. Es gibt kein emotionsloses Sprechen. Emotionen färben den Klang der Stimme und formen vokale Expressionen in Sprache und Musik differenziell (Bachorowski und Owren 2008). Das geschieht durch die Stimmführung im Ober- bzw. Untertonbereich; sie lenkt vom Wortinhalt ab, für die die neutrale Indifferenzlage (▶ Abschn. 2.3(a)) gewählt wird. Je weniger Emotionen der Sprache eines Sprechers unterliegen, desto weniger individuell wird sie klingen. Eine habituelle Nasalierung des Stimmklangs wird als Kontaktscheu interpretiert.

Die Stimme verrät durch **Intonation** (melodische Variation mit segmentübergreifender[11] Ausdehnung, die in einer Sprachäußerung als Tonhöhenverlauf wahrgenommen wird, durch Hebung bzw. Senkung der Stimme) und Variation in Klangfarbe und Lautstärke die aktuelle emotionale Befindlichkeit eines Sprechers: seine Stimmung. Das ist das situationsspezifische, gefühlsbetonte, angenehme bzw. unangenehme Erleben gemäß einem deutschen Sprichwort „Der Ton macht die Musik" (z. B. Scherer 1995). Bereits am Stimmeinsatz, dem auditiv wahrgenommenen Ausdruck von Stimmlippenbewegung und Stimmklang (▶ Abschn. 2.2), deutet sich die Stimmung an. Nach Trojan (1952, S. 136) wird „ein sprachlich neutraler Text bei starker Erregung mit verhärtetem Einsatz, bei behaglicher Stimmung mit klarem Einsatz, bei depressiver Stimmung mit erweichtem Einsatz gesprochen". Aufregung, Erregung werden durch eine hohe Tonhöhe und durch Tonhöhenvariation übertragen (Laukka et al. 2005).

In einem Artikel aus dem Jahr 1949 thematisiert Otto von Essen das „Sprechtempo als Ausdruck psychischen Geschehens", als „sinnfälligen Ausdruck der Lebhaftigkeit adäquater psychischer Abläufe" (Essen 1949, S. 317). Oft ist schnelles Sprechen ein Zeichen für Nervosität. **Sprechtempo** (Sprechgeschwindigkeit) wird unterschiedlich definiert. Am häufigsten ist es durch die Zahl der gesprochenen Silben oder Wörter pro Zeiteinheit festgelegt. In der Phonetik wird „Sprechtempo" (Silbenrate pro Sekunde bzw. Segmente pro Sekunde mit Pausen) von „Artikulationstempo" (Segmente pro Sekunde ohne Pausen) unterschieden.

Sprechen vor einem Mikrofon zur Erhöhung der akustischen Wahrnehmbarkeit („mikrofonisierte Stimme", vgl. Pinto 2012) schlägt sich beim ungeübten Sprecher, erst recht in einem unbekannten Raum vor unbekanntem Auditorium, in seiner Stimme negativ nieder. Die Stimme wirkt verfremdet, weil ihr Eigner aufgeregt ist und sich unsicher fühlt. Auch die intraorale[12] Artikulation, z. B. die Zungenbewegung, kann hierdurch betroffen sein. Bei gesteigerten Emotionen tritt oft „Heiserkeit" auf. Dieser Begriff umschreibt einen veränderten Stimmklang mit eingeschränkter Lautheit, ggf. bis zur Tonlosigkeit; die Stimmlippen schwingen unregelmäßig, die Stimmritze schließt nicht vollständig. Dergestalt hat Stimmdynamik eine Eigendynamik und ist Ausdruck von Psychodynamik, im Gegensatz zu einer monotonen Stimme, die Hinweis auf fehlende Emotionalität ist, es sei denn, sie wird als popliterarisches Vortragsmedium eingesetzt.

---

11 Segment = kleinste identifizierbare Spracheinheit, Laut/Phon.
12 Meint innerhalb der Mundhöhle.

Wenn die Stimmung nicht stimmt, ist das an der Stimme hörbar. Es besteht ein gewisser Konsens, dass **Basis-Emotionen**[13] wie Freude, Furcht, Trauer, Ärger (Wut) einen eigenen stimmlichen Ausdruck haben – andere Emotionen sind qualitativ durch Stimmmerkmale kaum zu unterscheiden – doch es gibt keine 1:1-Entsprechung von Stimmqualität und Emotion. Bei Freude bzw. freudiger Erregung wird die Stimme lauter, die Stimmtonlage höher, betonte Silben werden mehr hervorgehoben, Vokale sind heller. Die mittlere Stimmtonlage ist allerdings auch bei Furcht, Ärger, Überraschung oder Glück höher (Banse und Scherer 1996). Hingegen ist die Grundfrequenz der Stimme bei Langeweile und Depressivität niedriger (Johnstone und Scherer 2000). Siegman und Boyle (1993) haben einen stimmkongruenten Sprechstil im Sinn von „schnell" und „laut" bei Furcht bzw. Angst sowie „langsam" und „matt" bei Traurigkeit bzw. Depression erhoben. Bei Traurigkeit sind die Stimmlippen schlaff, der Stimmeinsatz ist weich, die Stimme leise und kraftlos. Bei Ärger wird die Stimmfrequenz angehoben, die Stimme wird lauter und klingt schreiend; mehr als die Hälfte aller Silben wird betont, was bei neutraler Sprechweise nicht der Fall ist. Bei Wut – einer Steigerung von Ärger – ist die an der Stimmgebung beteiligte Muskulatur gespannt. Daher sind die akustischen Merkmale von Ärger und Wut ähnlich: Erhöhung der mittleren Stimmtonlage, schnelles Sprechtempo, Anstieg der Lautheit. Die Durchschnittsfrequenz einer zornigen Stimme liegt bei 200 Hz. Bei Ekel werden die Laute gedehnt und das Sprechtempo ist langsam. Übrigens: Auch Tiervokalisationen verändern sich in Abhängigkeit vom Erregungszustand in Tempo und Tonlage.

Der vokale Ausdruck von Emotionen ist durch zwei interagierende Informationsmodi gekennzeichnet: die semantische und die emotionale Information (Grandjean et al. 2006). Beide können sich durchaus widersprechen, etwa in einem mit Tränen in den Augen und weinerlicher Stimme geäußerten Satz: „Ich bin gar nicht traurig" (zur Inkongruenz zwischen Ausdruck und Wortinhalt, siehe auch in ▶ Kap. 8). Emotionale Botschaften der Stimme werden vom Gehirn in anderen neuronalen Netzwerken entschlüsselt als linguistische. So ist es möglich, dass selbst bei Nichtverstehen der Sprache die Stimmung eines unbekannten Sprechers in den meisten Fällen vom Hörer erkannt wird, weil vokales emotionales Ausdrucksverhalten – wenngleich zu einem großen Teil angeboren und somit evolutionär-kontinuierlich und universell – auch zu einem großen Teil kulturübergreifend verschlüsselt zu sein scheint („akustische Universalien"; z. B. Scherer et al. 2001). Deshalb sind am leichtesten Traurigkeit und Ärger bzw. Wut zu erkennen, gefolgt von Furcht und Freude. Hingegen gelingt es kaum, Abneigung bzw. Ekel an der Stimme festzumachen (Scherer 1995).

Die Fähigkeit, Emotionen an der Stimme zu erkennen, nimmt mit dem Alter ab. Personen mit Persönlichkeitsstörungen fällt es ohnehin schwer – unabhängig von ihrem Lebensalter – Emotionen am Stimmklang anderer Menschen zu erkennen. So zeigt vor allem die schizotypische Persönlichkeit[14] Fehler in der Dekodierung von Emotionen (Wickline et al. 2012). Die Studien zur Aufdeckung von Emotionen durch stimmliche Hinweisreize „kranken" jedoch daran, dass ein Sprecher mit seiner Stimme willentlich eine Emotion darstellen soll. Damit geht Vorwissen des Sprechers in das Experiment ein. Allerdings besteht dieses ebenfalls auf Seiten des Hörers. Sprecher wie auch Hörer verfügen über gelernte Zusammenhänge, soziale Normen und Erwartungen.

---

13 Das sind (Grund-)Emotionen, die mit der Aktivierung des Sympathikus, einer Komponente des vegetativen Nervensystems, verbunden sind. In evolutionstheoretischer Perspektive dienen sie dem Überleben. Die Zahl der Basis-Emotionen ist autorenabhängig unterschiedlich groß. Emotionen, die keine Basis-Emotionen sind, resultieren aus der Kombination von Basis-Emotionen und sind komplex.

14 Ein emotional kühles, distanziertes Individuum mit gering ausgeprägten sozialen Fertigkeiten und Anpassungsschwierigkeiten an das Leben in Gesellschaft, z.T. merkwürdigem Verhalten und bizarrer Sprachwahl.

Säuglingen im Alter von knapp 7 Monaten gelingt schon die Zuordnung von Körperbewegungen zu prominenten Emotionen wie „ärgerlich" oder „glücklich" mit der entsprechenden Vokalisation einer Bezugsperson. Säuglinge im Alter von knapp 4 Monaten schaffen das nicht; sie verfügen noch nicht über derartiges Emotionswissen (Zieber et al. 2014), wenngleich ein Kind schon recht früh durch die Umgebung, in der es aufwächst, lernt, welche Emotionen mit welchem Stimmklang und mit welchem Verlauf der Sprechmelodie verbunden sind und wie man als Junge oder Mädchen zu sprechen hat. Kinder übernehmen häufig auch den Sprechgestus von Mutter oder Vater, was die unbewusste Aneignung genderspezifischer Stereotypen einschließt. Wächst ein Junge nur mit Frauen auf, orientiert er sich zwangsläufig an deren (weiblichen) Stimmklang. Eine hohe Stimmtonlage bei einem Mann wird im Sinne eines Stereotyps schnell als „schwul" eingeordnet, eine Verquickung von Geschlechtsrollen- und Stimmrollenerwartung. Haben Eltern oder andere Stimmvorbilder im Lebensumfeld eines Kindes keine Flexibilität in ihrer Stimme, wird ein Kind die emotionale Wirkung des Instruments „Stimme" möglicherweise nicht adäquat erfassen können.

Entwicklungsunauffällige Kinder unter einem Lebensalter von 8 Jahren erkennen Spott und Scherz am Stimmausdruck schlechter als ältere Kinder, was dadurch bedingt ist, dass die linguistischen und affektiven Valenzen für sie noch inkongruent sind. Lob und Tadel hingegen werden von ihnen an der Stimme erkannt (Imaizumi et al. 2009).

Die Stimme vermag auch Emotionen auf andere zu übertragen („Gefühlsansteckung"). Zum Beispiel kann Freude in der Stimme des Sprechers ansteckend sein und beim Hörer ebenfalls Freude bewirken. Für dieses Geschehen wird eine neurobiologische Fundierung in Gestalt von besonderen Hirnzellen, den sog. Spiegelneuronen, im Broca-Areal[15] der motorischen Sprachregion in der Großhirnrinde (Kortex) sowie im prämotorischen Kortex in den zentralen Regionen beider Hirnhälften, vermutet. Spiegelneurone zeigen ein bestimmtes Aktivitätsmuster, unabhängig davon, ob man sich etwas vorstellt, beobachtet, empfindet oder durchführt. Inzwischen sind sie in die Kritik geraten, weil ihre Funktion überschätzt wurde und sie im Wesentlichen für Auswahl und Vorbereitung situationsangemessener Handlungen zuständig sein sollen (Hickok 2015).

4.3.2 Stimme zur Übermittlung von Sprache

Der vokal-auditorische Apparat des Menschen erlaubt grundsätzlich Laute und Sprechmuster jeder Sprache zu erwerben, die Vokalisation weist geräuschhafte und harmonische (stimmhafte) Komponenten auf. Der durchschnittliche Frequenzbereich von Menschensprachen liegt etwa zwischen 80 und 260 Hz (Mann: ca. 85 bis 180 Hz; Frau ca. 165 bis 255 Hz).

Ein Sprachsignal überträgt mehrere Informationen auf einmal. Physikalisch ist Stimme die materielle Basis, auf der Bedeutung hervorgebracht wird. Weil Sprache Bedeutung übermittelt, wird sie auch als „Tiefenträger" bezeichnet (Gundermann 1994). Diese spezialisierte Leistung des Stimmapparats ist ein Grundmerkmal des Menschen, ihr Fehlen macht Tieren die Bildung komplizierter intellektueller Gefüge unmöglich. Insbesondere die neokortikale Kontrolle über den Stimmapparat während des willentlichen Sprechen trennt den Menschen weitgehend von anderen Primaten. Linguistisch vertont Stimme das Gesprochene, daher ist sie als Toninstrument das „Vollzugsorgan der Sprache" (Herzog 1933, S. 327), in der Schriftsprache werden Signale der Stimme durch narrative[16] Mittel ersetzt.

---

15 Benannt nach dem französischen Chirurgen Paul Broca (1824–1880).
16 Meint in erzählerischer Form.

Alle Sprachen haben Tonhöhenbewegungen. Die Stimme verändert sich in Abhängigkeit von der zu sprechenden Sprache, z. B. einer Fremdsprache. Die deutsche Sprache ist (wie Englisch oder Niederländisch) eine **Intonationssprache**; ihre Tonhöhenvariation dient nicht der lexikalischen Differenzierung, sondern der Markierung einer Äußerung als Frage oder Aussage. Eine Intonationssprache unterscheidet sich von **Tonsprachen**[17], in denen jede Silbe einen Eigenton bzw. Eigentonverlauf besitzt und die Tonhöhenbewegungen eine semantische und grammatische Funktion haben (z. B. ost- bzw. südostasiatische Sprachen), und **Tonakzentsprachen**, in denen ein Wort tonal festgelegt, also Eigenschaft des Wortes ist (z. B. Norwegisch, Schwedisch). Häufig kann ein Hörer eine Sprache anhand der Sprechmelodie ihrer Nation zuordnen, selbst wenn er die Sprache nicht versteht.

In der Bewegung des Artikulationsapparats zur Produktion von Sprache, z. B. der deutschen, werden durch Resonanz in den Hohlräumen des Vokaltrakts (Mund-, Nasen- und Rachenraum) Frequenzanteile hervorgehoben, die die Grundlage von Sprachlauten bilden (▶ Abschn. 2.3 unter [c]). Bei der Artikulation von Vokalen liegt keine Blockierung des Luftstroms vor, dieser kann weitgehend ungehindert durch den Vokaltrakt ausströmen. Bei der Artikulation eines Konsonanten[18] wird der Vokaltrakt verengt, sodass der entweichende Luftstrom unterschiedlich blockiert wird (kurzfristig oder ganz wie bei den Plosiv- oder Verschlusslauten [b], [p]).

Die *Beteiligung der Stimme* ist ein distinktives Merkmal für **Konsonanten** (Sonorität oder Schallfülle). Bei stimmhaften Konsonanten schwingen die Stimmlippen; bei stimmlosen Konsonanten schwingen sie nicht, die Luft strömt durch die offene Glottis. Im Deutschen ist das stimmhafte „b" das Äquivalent zum stimmlosen „p" (analog: [d – t]; [g – k]; [z – s]; [v – f]).

Neben dem Unterscheidungsmerkmal „Stimmton" werden Konsonanten nach dem *Artikulationsmodus* klassifiziert. Das bezieht sich auf die Art, wie die Luft durch eine Öffnung gedrückt wird (z. B. plötzlich, dann entstehen [Ex]Plosiv- bzw. Verschlusslaute oder kontinuierlich an einer Engstelle vorbei, dann handelt es sich um Engelaute bzw. Frikative. Bei Verschluss des Mund- und Öffnung des Nasenraums entstehen Nasallaute wie „n" oder „m").

Konsonanten lassen sich des Weiteren nach dem *Artikulationsort* klassifizieren – d. h., ob sie mit der Zunge (Vorder-, Hinterzunge; Zungenrücken), an den Lippen bzw. Lippen und oberen Schneidezähnen, am Zahndamm und Gaumenrand, am vorderen harten Gaumen, am hinteren weichen Gaumen (auch Gaumensegel genannt), am Gaumenzäpfchen, im Rachen oder Kehlkopf/Glottis gebildet werden. Stimmhafte Konsonanten und Vokale (▶ Abschn. 2.3 unter [d]) haben einen Primärklang.

Artikulatorisch sind **Vokale** vorwiegend durch die *Lage der Zunge in der Mundhöhle* festgelegt („vorne" vs. „hinten" und Grad der Zungenhöhe: „hoch"; „mittel"; „tief"), z. B. der Vorderzungenvokal „i" mit hoher Zungenlage oder die Hinterzungenvokale „o" mit mittlerer und „u" mit hoher Zungenlage.

Nach der *Lippenstellung* werden Vokale in „gerundet" [u; o] vs. „ungerundet" [a; e; i]) unterteilt.

Im Hinblick auf die *Mundöffnung* wird zwischen „offenen" [a] und „geschlossenen" Vokalen unterschieden [i; u]. Bei offenen Vokalen wird der Lippenraum kleiner und die Lippen sind geöffnet; „a"; „i" und „u" liegen in ihrem Klang somit weit auseinander (◨ Abb. 4.1). Zusätzlich wird noch zwischen Länge („kurz" vs. „lang"; z. B. „Ratte" vs. „Rate") und Gespanntheit (gespannt vs. ungespannt; z. B. ist das kurze „a" ungespannt im Vergleich zum langen „a") eines Vokals differenziert.

---

17 Das sind mehr als 60 % aller Sprachen.
18 In der deutschen Sprache gibt es wenige wortähnliche Gebilde mit Bedeutung ohne Vokale (z. B. „Psst").

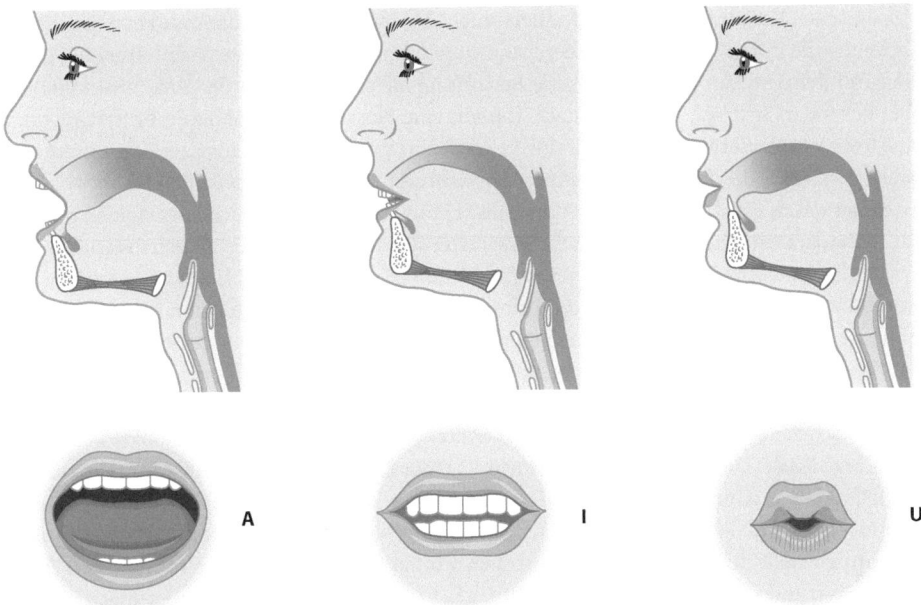

Abb. 4.1 Vokalbildung. (Aus Lenarz und Boenninghaus 2012)

Eine Sonderform sind **Diphthonge**; das ist eine Kombination von zwei gleichwertigen Vokalen in einer Silbe (z. B. „Haus"; „Reise"; „Leute") und **Umlaute** (ä; ö; ü).

Die Bedeutung eines mehrsilbigen Wortes kann durch **Akzentsetzungen** differenziert werden, also durch Hervorhebung einer Silbe gegenüber einer anderen Silbe in einem Wort oder einem Wortteil (z. B. „Tenor" oder „übersetzen"; die Bedeutung dieses Worts ändert sich je nach Betonung des ersten oder zweiten Wortteils). In einer *betonten Silbe* sind die geschlossenen Vokale meistens lang und die offenen Vokale kurz. Betonte Silben haben eine höhere Grundfrequenz, eine größere Lautstärke und eine längere Dauer. In *unbetonten Silben* kommen offene wie auch geschlossene Vokale vor.

Sprechausdrucksmerkmale und lautliche Eigenschaften, die nicht an den einzelnen Sprachlaut gebunden sind, bilden die „**Prosodie**". Prosodie ist multiparametrisch. So ist Intonation ein Bereich von ihr, und zwar der, der die melodischen Aspekte beinhaltet. Prosodie umfasst suprasegmentale[19] Stimmparameter wie Akzentsetzung, mittlere Sprechstimmlage, Lautstärke, Satzmelodie (Tonhöhenbewegung innerhalb eines Satzes), Sprechrhythmus (rhythmische Strukturierung der Silben beim Sprechen[20]), Sprechtempo (das nicht nur durch die Geschwindigkeit des Sprechens, sondern auch durch Sprechpausen[21], deren Häufigkeit und Dauer bestimmt ist). Sie alle strukturieren Äußerungen, dienen zur Abgrenzung von Aussagen, tragen zur Plausibilität von Äußerungen bei und erleichtern dem Hörer das Verstehen. Die Wahrnehmung der

---

19 Über mehrere Einzellaute (also über das einzelne Segment hinausreichend) verlaufende Stimmparameter.

20 Durch den sprachenspezifischen Wechsel von betonten und unbetonten Silben entstehen unterschiedliche Sprechrhythmen wie „Jambus" (auf eine unbetonte Silbe folgt eine betonte) oder „Trochäus" (auf eine betonte Silbe folgt eine unbetonte).

21 Man unterscheidet *Spannungspausen* (die die Erwartung auf die folgenden Äußerungen erhöhen sollen), *stille Pausen*, die atmungs- oder grammatikalisch bedingt sein können bzw. der Sprechplanung dienen (z. B. am Ende eines Sinnschritts) und *gefüllte Pausen* („äh").

prosodischen Varianten ist von der Muttersprache beeinflusst. Zudem übermitteln prosodische Varianten die Einstellung des Sprechers zum Inhalt seiner Äußerung. Je nach Intonation kann ein- und derselbe Satz unterschiedliche Bedeutung haben. So ist z. B. der Satz „Das finde ich aber besonders nett von Ihnen" (je nach Tonfall) eine Floskel, eine dankbare Anmerkung oder eine ironische Äußerung. Eine ironische Äußerung ist durch eine tiefe mittlere Grundfrequenz gekennzeichnet, die Satzmelodie ist nicht abwechslungsreich, das Sprechtempo niedrig. Zu einem gewissen Grad geben vokale Signale auch Hinweise, ob eine Botschaft vertrauenswürdig ist. Besonders wichtig sind prosodische Parameter für den emotionalen Sprechausdruck.

Die Satzmelodie bewegt sich über mehrere Tonhöhen. Intonationsmerkmale stellen „vokale Illustratoren" dar, indem sie die Informationsstruktur einer Äußerung (z. B. Wunsch, Bitte, Befehl, Aufforderung) kennzeichnen und Träger grammatischer Bedeutung sind – in der Schriftsprache übernimmt das die Interpunktion – doch sie haben auch eine Funktion in der Gesprächsorganisation. In der Lautsprache wird bei einem Aussagesatz zum Satzende in der deutschen (wie auch in der englischen) Sprache die Stimme gezielt abgesenkt, es entsteht eine kurze Pause. Dagegen wird die Satzmelodie einer Frage mit ansteigender Stimme beendet. Manchmal wird zum Satzende, besonders von Frauen, die Stimme angehoben, auch wenn es sich nicht um eine Frage handelt. Das wird vom Hörer als persönliche Unsicherheit gewertet. Bei ihm entsteht der Eindruck, „die Sprecherin bittet ängstlich darum, ihre Äußerungen zu akzeptieren und zu bejahen" (Sendlmeier 2012, S. 102), denn tief endende Äußerungen klingen definitiv. Manchmal wird die Stimmabsenkung am Ende eines Satzes bewusst nicht vorgenommen, um zu verhindern, dass der Gesprächspartner unterbricht und dadurch einen Sprecherwechsel („Turn-Taking") erzwingt. Meistens verhindern das aber andere Signale. Zum Beispiel sichert sich der Redner sein Rederecht durch verbale Aufzählungen wie „erstens", „zweitens" usw. oder durch die Aussage „Darauf komme ich gleich zurück" oder er verteidigt sein Rederecht, indem er lauter und schneller spricht. Auch wenn keine 1:1-Korrespondenz zwischen Satz und Satzmelodie besteht, darf sich ein Hörer i. d. R. darauf verlassen, Informationen von ihr ableiten zu können.

4.4   Stimme als Indikator für die Gesprächsbeziehung

Sprecher formulieren auf dem Hintergrund von sprachlichen Konventionen ihrer Sprechergemeinschaft; doch sie haben einen großen vokalen Gestaltungsspielraum, d. h. sie können stimmlich-artikulatorisch und sprechgestalterisch in Abhängigkeit von Situation, anwesenden Personen und Stimmung durchaus variieren. Durch die Sprache werden subtile Botschaften transportiert. Das erlaubt Nähe, Verbundenheit, Geborgenheit, aber auch Konkurrenz oder Feindseligkeit zu schaffen, was auf die Bedeutung des Prozesses der sozialen Interaktion hinweist. Erneut sei daran erinnert: „Der Ton macht die Musik".

Stimme ist in der Interaktion ein wesentlicher Informationsträger. Der aktuelle soziale Kontext, der durch Gesprächssituation, Gesprächspartner und Gesprächsthema mitbestimmt wird, beeinflusst die Stimme eines Sprechers hinsichtlich Tonhöhe, Lautheit und Klang. Der stimmlich-artikulatorische Ausdruck und das Sprechtempo sind mit dem Gesamtgeschehen verbunden; zum Beispiel kann eine Sprechpause auf eine Stimme aus dem Hintergrund, auf einen Hintergrundkommentar, zurückgehen. Gesprächspartner orientieren sich untereinander (neben ihrem Blickverhalten) an **Intonationskonturen**[22]. Das vokale Verhalten sendet Sig-

---

22 Eine Intonationskontur ist eine abgeschlossene Tonhöhengestalt in der Sprechmelodie.

nale, die die Reihenfolge des Sprecherwechsels in einem Gespräch, anzeigen (s. o.), im Übrigen ebenso das paralinguistische Verhalten wie hörbares Einatmen, Räuspern, vokalisches Gähnen oder vokalisches Lächeln bzw. Lachen[23]. Durch den Phonationstyp „finale **Laryngalisierung**" (tieffrequente unregelmäßige und langsame Stimmlippenschwingungen mit Aushauchen durch einen Abfall der Stimmlippenspannung[24]) kann ein Redebeitragswechsel angekündigt werden.

In Gegenwart anderer ist die Stimme immer zugleich Selbstausdruck (Selbstdarstellung) und Beziehungsaussage, doch die Qualität einer Begegnung wird eher unbewusst als bewusst über die Stimme beeinflusst. Durch den Klang der menschlichen Stimme wird die Beziehung zum Gesprächspartner ausgedrückt. Die Stimme vermittelt *Beziehungsbotschaften* (Wie definiere ich mich und meine Position gegenüber dem Gesprächspartner? Wie sehe ich den Gesprächspartner? Was will ich bewirken? Will ich ihn durch eine laute Stimme einschüchtern? Will ich an ihn appellieren? Will ich ihm schmeicheln? Will ich bei ihm einen bestimmten Eindruck von mir erzeugen?). Eine laute Stimme wird häufig gewählt, um in der Gesprächsbeziehung Führung zu beanspruchen – aber auch, um Unsicherheit zu verstecken. Denn wer leise und monoton spricht, läuft Gefahr, gar nicht erst gehört zu werden, da eine solche Stimme vom Hörer als langweilig oder als unangenehm empfunden wird.

Jenseits des Worts zeigt die Intonation wichtige Merkmale der jeweiligen Gesprächsbeziehung an, z. B. Intimität, Autorität, Unterwerfung oder Dominanz. So „tönen" Frauen mit ihren Stimmen kompetenter, wenn sie mit ihren Chefs sprechen (im Vergleich mit den ihnen unterstellten Mitarbeitern), bei Männern ist es eher umgekehrt (Steckler und Rosenthal 1985). Männer richten ihre Stimmtonhöhe nach der Dominanz des Gesprächspartners aus; sie sprechen tiefer, wenn sie das Gegenüber als unterlegen einschätzen (und umgekehrt). Männer, die zu hoch sprechen, können in einer Gesprächsbeziehung mit Imageproblemen zu kämpfen haben. So gilt ein Mann mit etwas höherer Stimme schnell als inkompetent und wenig männlich. Ist seine Stimme extrem hoch („Eunuchenstimme"), wird sie für „weiblich" gehalten oder er wird als homosexuell eingeordnet – ein Stereotyp. Einer knarrenden Stimme („creaky voice") zuzuhören, verlangt dem Hörer eine hohe kognitive Leistung ab, worunter die Gesprächsbeziehung leiden kann. Ist eine Stimme arm an hohen Frequenzen, klingt sie möglicherweise langweilig und ermüdet den Hörer. Ist eine Stimme reich an hohen Frequenzen, kann sie leicht schrill, keifend oder quäkend wirken und die Gesprächsbeziehung stören.

In einer Studie ließen Montepare und Vega (1988) das Stimmverhalten von Frauen in Telefonaten mit persönlichen Freunden und in Telefonaten mit weitläufigen Freunden einschätzen. Die Beurteiler konnten anhand des Stimmausdrucks (jedoch nicht anhand der linguistischen Merkmale) recht gut erkennen, zu welcher sozialen Gruppe der jeweils angerufene Freund gehörte. Im Gespräch mit einem persönlichen Freund waren die Frauen zugänglicher, aufrichtiger, ergebener, aber auch konfuser; sie zeigten mehr weibliche und kindlich vokale Qualitäten.

---

23 Nur der Mensch vermag Lachen als soziales Werkzeug einzusetzen. Dabei ist der Mund weit geöffnet. Insofern können Lachsilben höhere Formanten als Vokale aufweisen. Der erste Formant (F1) kann bei einem Mann bis 1300 Hz, bei einer Frau bis 1500 Hz betragen. Lachen kann mit extremen Stimmcharakteristika, z.B. Quietschen, produziert werden, bis 1245 Hz bei männlichen und 2083 Hz bei weiblichen Sprechern (Szameit et al. 2011).
24 Es gibt unterschiedliche Formen von Laryngalisierung: solche mit geringer und solche mit hoher Anspannung.

4.5 Stimme als ästhetisches Objekt

Die Stimme des Menschen wird als das „erste Musikinstrument" betrachtet. Sie bietet sich daher zur Entdeckung und Erkundung neuer Klangwelten an. In nicht wenigen Bereichen der Kunst geht es um den Einsatz und die Erscheinungsform der Stimme unter ästhetischem Vorzeichen: um die Inszenierung von Stimme(n). Das betrifft die Sprechkunst. So kommt es in der Theaterarbeit wie auch in der Hörspielproduktion in Gestalt der „Figurenrede" zu einer Inszenierung von Stimmen, also einer sprachlich definierten Kunstform. Auch im Marionettentheater ist die Stimme grundlegend zur Charakterisierung der verschiedenen Figuren. Noch stärker betrifft das die Gesangskunst mit ihren verschiedenen stilistischen Anforderungen in Stimmführung (z. B. Sologesang; Lead-Vocal; Background-Gesang), Phrasierung[25] und vokalen Gestaltungsmitteln, basierend auf bestimmten Stimmtechniken bzw. Effekten, die nicht direkt mit einer Melodie verbunden sind, etwa die Imitation von Musikinstrumenten im Jazzgesang, Belting[26], Crooning[27], Moaning[28], Screaming[29], Growling[30], der südsibirische Kehlgesang[31] oder afroamerikanische Vokalstile, das Mainstream-Popgenre „Rap" oder das Voice-Switching[32]. Insbesondere in der Musik ist der Klang Medium und Botschaft. Herold (2006) schreibt, dass in der Rock- und Popmusik – im Gegensatz zur Klassik – nicht Wohlklang oder physiologisch korrekter Gebrauch der Stimme im Vordergrund stehen (hier verweise ich z. B. auf die Reibeisenstimme des britischen Rock- und Bluessänger Joe Cocker oder den Vocal Fry von Britney Spears), sondern die individuelle Persönlichkeit, die durch die Stimme ausgedrückt wird. Dieses Identitätsmoment wird noch verstärkt, wenn Sänger, Komponist und Texter ein- und dieselbe Person sind. Häufig kommt daher auch beim Hören einer Neuaufnahme eines bestimmten Songs durch einen anderen Künstler die spontane Reaktion: „Das ist aber nicht das Original." Freytag (2006, S. 163) fasst das in folgenden Satz zusammen: „Charisma in der Stimme sichert den Wiedererkennungseffekt bei den Hörern und provoziert bei ihnen emotionale Reaktionen". Mit der Verschiebung von Stimmlagen erfuhr die Stimme in der Popmusik eine weitere Modifizierung. Hierfür war z. B. der amerikanische Popstar Michael Jackson bekannt. Die Stimme als „körperliches und mediatisiertes Instrument", als ein wiedererkennbares Merkmal, ist in der (Selbst-)Inszenierung von weiblichen Popstars von Bedeutung und wird zur Imagebildung bzw. zum Wechsel des Images eingesetzt (siehe Brüstle 2015).

Vor allem für klassische Sänger (wie auch Schauspieler) ist „Stimme" ein künstlerisches Instrument, mit dessen Klangästhetik sie beim Hörer ganz bewusst Emotionen, gar Pathos wecken wollen (die „dramatische" Stimme; die „lyrische" Stimme) oder Anmutungen von Männlichkeit

---

25 Das ist eine musikalische Sinngliederung; verschiedene Melodieteile ergeben zusammen eine Melodie, die eine zusammenhängende Sinnstruktur bildet.

26 Damit wird ein „schmetterndes", lauter und hoher Gesangsstil bezeichnet, der Standard in Rock-, Pop- und Jazzmusik ist und gern von Frauen in Musicals genutzt wird (im Gegensatz zum Crooning oder „Säuseln", das in den späten 1920ern im Kontext von Rundfunkübertragungen entstand).

27 Crooning wird hauptsächlich von Männern verwendet und beruht weitgehend auf einer veränderten Bildung von Vokalen, die vorne im Mund produziert werden, offener sind und dunkler klingen. Ein Beispiel hierfür ist der US-Sänger Bing Crosby.

28 Moaning ist leises, stöhnendes Singen.

29 Screaming ist hohes Schreien, Kreischen. Es gibt vier Typen: „Fry Scream" (trockener, hoher Schrei); „False Cord Scream" (ähnelt entnervtem, lautem Seufzen); „Death Scream" (tiefes Grollen) sowie eine Mischung der beiden erstgenannten Typen.

30 Growling („Knurren") ist Singen im gutturalen Bereich, ein tiefer Kehlgesang, z. B. in Subgenres von Death Metal oder Hardcore Punk.

31 Sein besonderes Timbre resultiert aus verstärkten Obertönen und einer Stimmgebung mit starker laryngealer Verengung.

32 Die Stimme wird in der Tonlage oder in anderen Parametern verändert, um jeweils eine andere Figur darzustellen (beim Hörbuch bzw. Audiobook: „Vorlesen mit verschiedenen Stimmen").

oder Weiblichkeit, deren Wirkung sich kein Hörer entziehen kann (z. B. Richter 2014). Das Musiktheater trägt dem mit seinen Stimmlagen, die nach Stimmfächern differenziert werden (z. B. beim Sopran: der „dramatische Sopran"; der „lyrische Sopran"; der „Koloratursopran"; die „Soubrette"; beim Tenor u. a. der „lyrische Tenor"; der „Heldentenor"[33] oder beim Bariton u. a. der „lyrische Bariton", der „Kavalierbariton") und seinen Bühnenrollen Rechnung. Manchmal geht die Stimmpräsentation noch einen Schritt weiter, und zwar dann, wenn ein Sänger mit der Bühnenfigur assoziativ gleichsetzt wird, so etwa die verstorbene Sopranistin Elisabeth Schwarzkopf mit der „Marschallin" in der Oper „Der Rosenkavalier" von Richard Strauss.

Zwischen dem vokalen und dem musikalischen Ausdruck von Emotionen besteht eine enge Beziehung. Eine Besonderheit bzw. Steigerung in der Gesangskunst sind Lieder, die von einem Sänger die Wiedergabe verschiedener Personen verlangen. Auf viereinhalb Minuten verdichtet, findet sich diese Anforderung in der Vertonung des „Erlkönig" von Franz Schubert. Gleich vier Personen soll der Sänger erklingen lassen: Sprecher, Vater, Sohn und Erlkönig. Der Bariton[34] Bryn Terfel, am Klavier begleitet von Malcolm Martineau, trägt das in seiner Einspielung von 1994 so radikal vor, dass hier tatsächlich der Eindruck von vier unterschiedliche Stimmen, ja Sängern, entsteht. Das mag man fast schon als überzogen und eine Verletzung der Liedkunst empfinden, zeigt aber gleichzeitig die enorme Wandlungsfähigkeit der ausgebildeten Stimme eines großen Künstlers. Auch im Stimmfach „Rap", dem schnellen, rhythmisierten und markanten Sprechgesang der Hip-Hop-Musik, nimmt der Akteur mitunter mehrere Identitäten an.

Als stilistisches Element gibt es sogar den Akteur mit einer Sprech- oder mit einer Singstimme, der in einer Inszenierung zwar den Mund öffnet, doch schweigend auf der Bühne steht („klanglose Sprechgeste") oder den Akteur, dem in dieser Pose etwas „eingesagt" wird. Das ist die „soufflierte Stimme" – nicht zu verwechseln mit der Tätigkeit eines Souffleurs, der einem Schauspieler oder Sänger seinen Text, den er aktuell nicht abzurufen vermag, zuflüstert, ohne dass das Publikum dieses bemerkt.

Auf einer Bühne befinden sich Sprecher bzw. Sänger in einer künstlichen Situation, in der ihre Stimme durch eine künstlerisch anspruchsvolle Darstellung eine besondere Präsenz erhält. In der Bühnenaufführung wird sie zur „unwiederholbaren Stimme" (siehe in Pinto 2012), denn nur hier ist das Publikum aufgrund der Ko-Präsenz mit Sprechern/Sängern „akustischer Beobachter" der originären Stimmdarbietung. Doris Kolesch (2001) hat auf die performative Orientierung von Theaterstimmen hingewiesen; sie seien eigenständige Phänomene, jenseits von Sprache. Jenny Schrödl hat daran anknüpfend in ihrer Dissertationsschrift die Eindringlichkeit von Sprechstimmen in Situationen vokaler Intensität im postdramatischen Theater (Theater nach dem Drama)[35] analysiert – im Sinne einer performativen Ästhetik der Stimme (Schrödl 2012).In Situationen vokaler Intensität treten die Stimmen ihrer Akteure jenseits der semantischen Funktion besonders hervor, so wie es im Alltag kaum erlebbar ist. Sie sind in ihrer konkreten Erscheinung nicht ausschließlich Ausdrucksträger für die darzustellenden Figuren, sondern sie sind auch experimentell und schaffen durch ihre erhöhte Auffälligkeit einen intersubjektiven Raum zwischen Akteur und Zuhörer. Das bewirkt zugleich unmittelbar sinnlich-affektive Betroffenheit. Der Zuhörer mag unterschiedlich auf solche Stimmen reagieren, doch

---

33 Heldentenöre gibt es selten. Einer der letzten, der Kanadier Jon Vickers (1926–2015), starb vor einem Jahr. Der „lyrische Tenor" Johan Botha (1965–2016) starb kürzlich, am 8. September 2016.

34 Das ist eine mittlere männliche Gesangsstimmlage zwischen Tenor (hoch) und Bass (tief), die in zwei verschiedenen Timbres auftreten kann: dem Tenorbariton und dem Bassbariton.

35 Den Paradigmenwechsel zum postdramatischen Theater hat 1999 der Theatertheoretiker Hans-Thies Lehmann beschrieben (Lehmann 1999). Im postdramatischen Theater steht nicht mehr die Inszenierung von Figuren und Rollen mit dem dramatischen Text, dem Sprechstil und der Artikulation im Vordergrund, sondern die aktuelle Präsentation von Stimme in ihrer Vielfalt.

wesentlich ist das Wechselgeschehen, denn seine Reaktion hat wiederum Auswirkungen auf die Akteure. Indem der „akustische Beobachter" körperlich involviert ist, verschiebt sich sein Augenmerk vom Werk auf das Ereignis. Alleine dadurch verändert sich die konventionelle Sicht auf das Verhältnis von Akteur und Zuhörer. In der Live-Darbietung kann der Effekt von Stimmen überdies durch die Positionierung von Lautsprechern im Raum gesteuert werden und grundsätzlich wird er von der architektonisch-baulichen Gestaltung und Materialbeschaffenheit, insbesondere des schallreflektierenden oder schallabsorbierenden Interieurs (Bestuhlung, Decke, Boden, Wandvertäfelung usw.) beeinflusst.

Die „reproduzierbare Stimme" liegt in anderen, von der Stimme geprägten Kunstformen vor, etwa im Hörspiel, in dem für den Hörer die Stimme vom Körper des Sprechers/Sängers getrennt ist und er sich diesen vorstellen muss („der imaginierte Körper") sowie im Film oder in der Video- und Internetkunst, in denen der Körper des Sprechers/Sängers „medial inszeniert" präsentiert wird. Die Stimme hat auch als Klanginstallations-Event Eingang in die Gegenwartskunst von Kunstgalerien gefunden, nachdem der Phoniater Horst Gundermann (▶ Kap. 6) bereits 1989 mit dem Motto „Die Stimme in der Kunst" durch Bilder, Videos, Klangphänomene und Installationen dieses Thema in der bildenden Kunst (in Abgrenzung zur Stimme in der Literatur) aufgegriffen hatte.

Bühnenaufführungen stellen einen hohen Anspruch an die professionelle Gesangsstimme bezüglich Intonationsgenauigkeit und Klangästhetik (z. B. gezielte Stimmklangveränderungen, die mit bestimmten Gesangstechniken produziert werden). Demgemäß bezieht sich der musikalische Stimmumfang nur auf alle produzierbaren Töne mit ästhetischer Qualität. Das „Zusammenspiel" mit einem Orchester verlangt zudem rhythmisch-metrische Sicherheit. Auftritts- bzw. Podiumsangst und Lampenfieber, eine verbale Umschreibung für ängstliche Anspannung und Nervosität vor öffentlichen Auftritten, möglicherweise auch als Facette von Leistungs- und Kritikangst im Hinblick auf die Bewertung durch das Auditorium, kann den Stimmklang eines Solisten in der künstlerischen Darbietung mehr oder weniger beeinträchtigen; der Klang wird dünn, die Stimme flattert und die Tonhöhe steigt leicht an. Werden Live-Aufnahmen von Konzerten zur Herstellung von Audiomaterial verwandt, besteht die Möglichkeit der Nachbearbeitung; ebenfalls, wenn durch eine temporäre Indisponiertheit die Stimmcharakteristik des Künstlers aktuell beeinträchtigt ist. So kann im Nachhinein die Tonhöhe digital mit einer entsprechenden Software in der Musikproduktion verändert werden („Auto-Tune"), ohne dass andere Klangaspekte davon betroffen werden. Tonhöhenkorrektur-Programme enthalten i. d. R. verschiedene Bearbeitungstools, um einen Ton oder eine Melodiestimme aktiv zu gestalten. Das kann auch genutzt werden, wenn für eine Studio-Aufnahme wiederholtes Einsingen vermieden werden soll. Eine habituelle Nutzung würde hingegen einem Verlust an Stimmauthentizität gleichkommen, denn mit solchen Programmen lassen sich Stimmen verzerren, was zwar künstlerisch, im Sinne eines Stilmittels der Verfremdung, gezielt eingesetzt werden kann (z. B. die „monströse Stimme", siehe Pinto 2012), doch weil in die Struktur des Stimmklangs eines Menschen eingegriffen wird, liegt hiermit eine digitale Manipulation vor.

Was von einem Hörer als „ästhetisch klingende Stimme " empfunden wird, ist nicht nur individuell unterschiedlich, sondern hängt letztendlich auch von kulturgeprägten Klangidealen, von historisch geprägten Auffassungen (z. B. die Stimmästhetik des Mittelalters), aktuellem gesellschaftlichem Verständnis und Modetrends[36] ab. Vom 17. bis ins 19. Jahrhundert galten

---

36   Nebenbei bemerkt: die 11. Internationalen Stuttgarter Stimmtage – veranstaltet von der Akademie für gesprochenes Wort – werden sich im Jahre 2016 mit dem Thema „Das Phänomen Stimme STILE – MODEN – TRENDS" befassen.

in Europa die hohen Stimmen von Kastraten[37], eine Alt-/Sopranlage der Knabenstimme, als stimmlicher Hörgenuss; sie zeichnen sich durch Glanz, eine hohe Lautheit und langes Tonhaltevermögen aus. Nach Anthes (1928) löst die helle Sopranstimme wie auch die weich verschleierte dunkle Stimme von Frauen Faszination aus. Der Altistin Kathleen Ferrier wird nachgesagt, dass sie über optimale Resonanzräume verfügte, sodass ihre Stimme völlig unangestrengt, natürlich, klar und mit großer Gefühlstiefe in den Raum fließen konnte. Die Wochenzeitschrift „DIE ZEIT" (Lemke-Matwey 2003) schrieb anlässlich des 50. Todestags, dass Ferrier „… in ihren Proportionen – glaubt man dem australischen Bariton Roy Henderson, der ihr einziger Lehrer war – über ‚fantastische Kopf-Hohlräume' und eine ‚ideale Knochenstruktur'" verfügte. „Man hätte ihr, so Henderson, einen Apfel in den Mund bis hinunter in die Kehle werfen können: ‚Die Stimme strömte aus, weil es nichts gab, was sie hätte hindern oder aufhalten können'."

Die Schönheit einer Stimme lässt sich nach Habermann (1978) nur gefühlsmäßig begründen. Das ist wohl auch das Geheimnis, warum Schauspieler und Sänger ihr Publikum mit ihrem individuellen Stimmtimbre fesseln können. So sollen Japaner eine Knödelstimme (der Zungengrund nähert sich sehr der hinteren Rachenwand, der Ton wird gepresst, eng, guttural) für schön halten – in Deutschland ist der Sänger Herbert Grönemeyer durch seine Knödelstimme bekannt geworden – im Nahen Osten wird die genäselte Falsettstimme (Kopfstimme)[38] favorisiert, das ist die Bezeichnung für ein Gesangsregister und für eine ausgebildete Stimme zur künstlerischen Darstellung (die Stimmlippen sind schmal und gespannt, sie schwingen bei den hohen Tönen nur noch mit den Rändern und ermöglichen eine Tonhöhe weit über dem Tenor), in Indien sei es die Fistelstimme, die hinsichtlich der Mechanismen ihrer Bildung zwar identisch mit dem Falsett, aber eine natürliche Stimmform ist (im westlichen Kulturkreis anzutreffen, z. B. beim King of Pop, Michael Jackson oder dem deutschen Komiker Johann König). Doch es gibt auch Stimmen von „dünner Materialität", die als ausgesprochen ästhetisch erlebt werden (z. B. die des somalischen Rappers K'Naan).

4.6 Vokale Attraktivität

Vokale Attraktivität hat einen starken Einfluss auf Strukturen im Gehirn, die zu funktionalen Netzwerken zusammengeschaltet sind; durch sie wird die Aktivität im Hörkortex[39] und in tiefer gelegenen präfrontalen Großhirnregionen moduliert (vergleichbar der Sprechwahrnehmung). Die Stimme eines Sprechers stellt einen Schlüsselreiz dar und setzt die Vorstellungskraft des Hörers in Gang. Der erste Eindruck nimmt den Hörer für den Stimmträger ein, weckt Neugier oder stößt ihn im Extremfall ab; auditive Anmutungsqualitäten im Sinne von Sympathie oder Antipathie werden erzeugt. Das läuft sehr schnell ab. Auf Attraktivität kann bereits anhand eines kurzen Sprachsignals („Hallo") geschlossen werden (Taylor 1934; McAleer et al. 2014) und diese Einschätzung ist stabil. Sie deckt sich mit einer solchen, die von einem längeren Sprachsignal stammt. Ob eine Stimme sympathisch wirkt, ist weitgehend durch die Obertöne festgelegt.

Sobald man die Stimme eines Menschen hört, macht man sich anhand dieses biologischen Merkmals ein Bild von ihm. Dabei gilt vor allem die Grundfrequenz (F_0) als ein Maß für die

---

37 Eine *Kastratenstimme* resultiert aus der operativen Entfernung der Keimdrüsen vor der Pubertät (Kastration), um die Mutation zu unterbinden, das Kehlkopfwachstum zu stoppen und die hohe Knabenstimme, den „Knabensopran", zu erhalten.

38 *Falsett* = „falsche Stimme", weil sie beim Mann sehr weiblich klingt – eine kulturelle Zuschreibung.

39 Das ist der Bereich der Großhirnrinde, der die Verarbeitung und Wahrnehmung von akustischen Reizen leistet.

Attraktivität einer Stimme. Eine zu tiefe wie auch eine zu hohe Stimme werden tendenziell eher als unangenehm empfunden – bei Frauen sowie bei Männern. Der erste Eindruck vokaler Attraktivität von Männerstimmen steht mit wahrgenommener Stärke in Zusammenhang; die vokale Attraktivität von Frauenstimmen ist mit Wärme, Sanftheit und Vertrauenswürdigkeit assoziiert. Bei pubertierenden Jungen achtet der Zuhörer auf deren vokale Frequenz, weil diese ehrliche und redundanzfreie Information über die Stärke und das von ihnen ausgehende Bedrohungspotential erlaubt, was nicht allein aus visuellen oder anderen Indikatoren wie Körpergröße oder Fettleibigkeit abgeleitet werden kann (Hodges-Simeon et al. 2014).

Vokale Attraktivität steht im Zusammenhang mit körperlicher Attraktivität. Die Attraktivität der Stimme ist signifikant mit bestimmten körperlichen Merkmalen korreliert, bei Männern mit dem Verhältnis von Schulter- zu Hüftumfang (breitere Schultern, schmalere Hüfte), bei Frauen mit dem Verhältnis von Taillen- zu Hüftumfang (schmalere Taille als Hüfte). Ein Zusammenhang zwischen Stimmattraktivität und Fingerläge wurde nicht nachgewiesen. Eine Stimme wird umso attraktiver beurteilt, je symmetrischer die beiden äußeren Körperhälften eines Menschen sind (Hughes et al. 2002).

Für beide Geschlechter ist bekannt, dass Personen mit attraktiver Stimme früher Sex und mehr Sexualpartner haben sowie in der Ehe sexuell untreuer sind als Personen mit niedriger vokaler Attraktivität (Hughes et al. 2004). Hughes et al. (2010) zeigten, dass Studierende, die eine Nachricht auf dem Anrufbeantworter unbekannter, gegengeschlechtlicher Personen hinterlassen sollten, automatisch mit tieferer Stimme und einem höheren Grad an physiologischer Erregung sprachen, wenn sie das Foto des/der Anzurufenden als attraktiv empfanden. Das traf für männliche und weibliche Anrufer gleichermaßen zu.

Vokale Attraktivität ist ein verstecktes soziales Signal mit zumeist unbewusstem Einfluss auf soziale Interaktionen. Erfolgreiche Telefoninterviewer von Befragungsinstituten, denen es gelingt, dass der Angerufene in der Leitung bleibt und nicht gleich auflegt, werden stimmlich als attraktiver, kompetenter und positiver wahrgenommen als weniger erfolgreiche Telefoninterviewer. In der wissenschaftlichen Literatur besteht aber kein Konsens, was eine attraktive Stimme letztlich ausmacht, denn das scheint auch kulturabhängig zu sein. Ein phonetisches Merkmal scheint jedoch relevant zu sein: die „Voice Onset Time" (VOT; „Stimmeinsatzzeit"). Das ist die Zeit, bis die Stimmlippenschwingung einsetzt. Die Länge der VOT legt fest, ob ein Verschlusslaut stimmhaft (z. B. „d") oder stimmlos (z. B. „t") ist. Die VOT zur stimmhaft eingeleiteten Silbe „da" ist kürzer als beim stimmlosen „ta". Im Verlauf eines Menstruationszyklus verändert sich sogar die VOT. Frauen haben um den Zeitpunkt ihres Eisprungs längere VOTs als an Tagen niedriger Fruchtbarkeit (Wadnerkar et al. 2006) – mit entsprechender Auswirkung auf die Sprachverständlichkeit.

Dass vokale Attraktivität multidimensional ist, zeigten Babel et al. (2014) in einer Studie an 30 Männern und 30 Frauen. Männer schätzten die Stimme ihrer Geschlechtsgenossen beim Lesen isolierter Wörter als weniger attraktiv ein als Frauen. Ähnliche Urteile hingegen gaben Männer und Frauen in der Stimmbeurteilung von Frauen beim Lesen derselben isolierten Wörter ab. Mithilfe eines statistisches Analyseverfahren (Regressionsanalyse) konnte „vokale Attraktivität" durch die Konstellation akustischer Merkmale (F_0; Abweichung der Formantlagen von phonologischen Normmaßen), die offensichtlich zur Größe des Vokaltrakts (und somit auch zu der Körpergröße) eines Sprechers in Beziehung stehen, zu seiner Gesundheit und Jugendlichkeit und zu seiner Angehörigkeit zu einer bestimmten Sprachgemeinschaft, die wiederum durch lokale soziophonetische Typizität ausgewiesen ist (hier: höhere Frequenz des zweiten Formanten [F_2] beim Vokal „u" bei Frauen), vorhergesagt werden. Interessant ist, dass sich der Unterschied zwischen Selbst- und Fremdwahrnehmung – die Selbstbeschreibung fällt positiver aus – auch bei der vokalen Attraktivität finden lässt. Menschen halten ihre eigene Stimme für attraktiver. Entsprechend beurteilen sie diese im Vergleich zu der Stimme anderer als attraktiver klingend (Hughes und Harrison 2013).

In der Linguistik schlug sich das Interesse an der Bedeutungsdimension von Sprachlauten im sog. „Klangsymbolismus" nieder. So vermutete der US-amerikanische Linguist Edward Sapir (1884–1939), dass vor allem Vorder- und Hinterzungenvokale mit stabilen spezifischen Konnotationen[40] verbunden sind (Sapir 1929). Dunkle Vokale werden als schwer und bedrohlich, helle als leicht und heiter wahrgenommen, der Vorderzungenvokal „i" als kleiner im Vergleich zum Hinterzungenvokal „u". Oder: die Konsonanten „g"; „b" und „k" werden als hart und maskulin empfunden im Gegensatz zu den Konsonanten „l"; „n"; „r", die für weich und feminin gehalten werden. Davon ausgehend führte Amy Perfors (2004) eine Online-Studie durch, in der sie die Fotos der Gesichter von Frauen und Männern mit den eingedruckten englischen Vornamen hinsichtlich ihrer Attraktivität einschätzen ließ. Perfors stellte fest, dass sich mit dem Vornamen von Männern und von Frauen auch die Einschätzung ihrer Attraktivität verändert. Fotos von Männern mit Vornamen mit den Frontvokalen „e" und „i" wurden konsistent als attraktiver wahrgenommen als solche von Männern mit „o" oder „u" im Vornamen. Bei Frauen war es umgekehrt. Die Konsonanten spielten eine untergeordnete Rolle, besonders bei Männern. Ein Faktor, der angeblich die Attraktivität einer Person steigert, doch nicht von ihrer stimmlichen Attraktivität ausgeht, sind hiernach Vokal und Klangfarbe eines Vornamens. Dieses Ergebnis kann mit unbewussten Motiven erklärt werden. Frauen suchen als Partner einen zuverlässigen Versorger. Das dazu gehörige Verhalten signalisieren in einem Namen die hellen Vokale „e" und „i", wohingegen dunkle, gerundete Vokale Männlichkeit und Triebhaftigkeit andeuten, was auf einen weniger fürsorglichen, familienbewussten Partner schließen lässt. Vorläufige Bilanz: Scheinbar ist das, was als „vokale Attraktivität" empfunden wird, doch komplexer als bislang beschrieben. Auch gilt es, eine übergreifende interpersonelle Attraktivität von einer intrapersonellen zu trennen.

4.6.1 Die Wirkung von Tonhöhe und Lautstärke der Sprechstimme auf den Hörer

Mit der Stimme wird bewusst oder unbewusst Wirkung erzielt; jede Stimmtonlage hat eine bestimmte Wirkung auf den Hörer, so die kognitive Verhaltensforschung. Eine angenehm wirkende, wohltönende, feste Stimme hat hohe Bedeutung im Berufsleben – unabhängig vom Status einer Person. Der Bariton[41] des US-Präsidenten Barack Obama gilt nach Browning (2008) als erfolgreichste Stimmtonlage. Im Übrigen wird ein Bariton auch gern zu Begleitkommentaren in Dokumentationen oder als „Off-Stimme" bzw. „Off-Kommentar" in der Werbung gewählt. Sprechwirkungsforscher untersuchen und beschreiben zwar anhand phonischer und artikulatorischer Merkmale die psychologische Wirkung von Stimme und Sprechweise, doch der Höreindruck ist nicht eine Addition eindimensionaler Stimmparameter, sondern er ist komplex. Dennoch ist es ganz reizvoll, die Wirkung einiger dieser Stimmparameter zu betrachten, wenn man sie künstlich isoliert.

Tiefe Stimmen gelten insbesondere *bei Männern* als ein akustisches Korrelat für emotionale Reife, Seriosität, Kompetenz, Autorität, Wichtigkeit, Glaubwürdigkeit, Vertrauen, Sympathie

---

40 Damit sind zusätzliche Begriffsinhalte im Sinne einer weiteren Bedeutung gemeint („Nebenbedeutung").
41 Erfolgreiche Baritone sind u. a. auch Frank Sinatra, Elvis Presley, John Lennon, Jonny Cash, Leonard Cohen.

(z. B. Eckert und Laver 1994; Evans et al. 2008), aber auch für Gesundheit, Kraft, Männlichkeit, Aggressivität, Dominanz – alles Eigenschaften von evolutionärem Vorteil. Die erste Premierministerin im United Kingdom, Magaret Thatcher, soll ein extensives vokales Coaching erhalten haben, damit ihre Stimme tiefer wird, und sie eine mächtige und autoritative Person verkörpert. Im Wahlkampf werden Kandidaten mit tieferer Stimme favorisiert – von männlichen und von weiblichen Wählern (Klofstad et al. 2012; Tigue et al. 2012). Zudem schneiden sie in öffentlichen Meinungsumfragen besser ab. Warum ist das so? Nach Tigue et al. (2012) geht die Vorliebe für Wahlkandidaten mit einer tiefen Stimme mit der Wahrnehmung einher, dass Männer mit tiefer Stimme kompetent sind und eine höhere Integrität haben („hörbare Eigenschaften"). Integrität und Kompetenz sind wünschenswerte Eigenschaften für eine Führungspersönlichkeit. Doch die Mechanismen, die eine tiefe Stimmlage mit diesen Qualitäten verbinden sollen, sind unklar. Mit anderen Worten: Es gibt keine empirische Evidenz dafür, dass Personen mit tiefer Stimme kompetenter oder integrer sein sollten als andere. Klofstad et al. (2015) gingen davon aus, dass das Alter von Wahlkandidaten die Vorliebe der Wähler für sie erklären könnte. Wähler bevorzugen männliche wie auch weibliche Kandidaten im Alter zwischen 40 und 50 (und nicht solche um 30 oder solche über 60) Jahren, weil die Stimme eines Individuums, über die gesamte Lebensspanne betrachtet, in diesem Zeitfenster am tiefsten ist. Unter Berücksichtigung des Geschlechts waren die männlichen Kandidaten im Alter um die 50 und die weiblichen um die 40 am erfolgreichsten. Dennoch war die statistische Korrelation der Wählervorliebe für tief sprechende Kandidaten mit dem Alter am kleinsten im Vergleich zu der mit Stärke bzw. mit Kompetenz.

Die Stimme ist ein großer Einflussfaktor in der sexuellen Anziehung. Eine tiefe Stimme signalisiert Leidenschaft und macht Männer für Frauen begehrenswert, doch Frauen halten solche Männer für wenig bindungsfähig und untreu; diese stellen eine Bedrohung ihrer emotionalen und ökonomischen Sicherheit dar. Die Stimmtonlage bei Männern ist mit deren Fortpflanzungserfolg assoziiert: Männer mit tiefer Stimme haben einen hohen Testosteronspiegel[42] (z. B. Evans et al. 2008; Puts et al. 2012), gelten als potent und sie haben mehr Kinder gemäß Studien der Arbeitsgruppe um den US-amerikanischen Psychologen und Anthropologen Coren L. Apicella (z. B. Apicella et al. 2007). Das wird darauf zurückgeführt, dass solche Männer mehr Möglichkeiten haben, auf fruchtbare Frauen zu treffen, die ihrerseits wiederum Männer mit tiefer Stimme, die hohe reproduktive Qualität signalisiert, zur Zeugung gemeinsamer Kinder bevorzugen. Wahrscheinlich wurde die Stimme des Mannes im Verlauf der Evolution tiefer, um Dominanz zu signalisieren und/ oder seine Attraktivität zu vergrößern. Daher formulieren Evans et al. (2008, p. 783): „Findings confirm that vocal frequencies may provide an honest signal of the speaker's hormonal quality". So ziehen Frauen tiefe Männerstimmen besonders in der fruchtbaren Phase ihres Menstruationszyklus vor (Puts 2005; Feinberg et al. 2006). Die weiblichen Geschlechtshormone aus der Gruppe der Östrogene beeinflussen Partnerpräferenz, Aufmerksamkeit für Signale der Liebeswerbung und sexuelle Motivation. Dieses Ergebnis entspricht denen einer Reihe von Tierexperimenten, die zeigten, dass akustische Signale eines Männchens, etwa der Lock- oder Brunftruf, die Partnerwahl eines Weibchens zum Zweck des Fortpflanzungserfolgs und der Arterhaltung maßgeblich bestimmen (siehe auch zur VOT in ▶ Abschn. 4.6) – ähnlich wie die Duftmarken eines Weibchens die Wahl eines Männchens leiten. Wenn Frauen stillen, suchen sie keinen Sexpartner und bevorzugen bei Männern eine höhere Stimmtonlage (Apicella und Feinberg 2009).

Die Stimme des Helden klingt tief, stark, laut und seriös. Nicht zufällig wird die Botschaft am Ende eines Werbespots oft von einer sonoren Männerstimme gesprochen; in Opern werden

---

42   Testosteron ist das wichtigste männliche Sexualhormon.

weise, alte Männer von Bässen („Charakterbässe") dargestellt und Gott wird mit einer sonoren Stimme vertont.

Die Tonhöhe der Frau schwankt im Verlauf ihres Monatszyklus (Pipitone und Gallup 2008). Je näher der Zeitpunkt des Eisprungs kommt, desto mehr steigt ihre Stimmtonhöhe an (Bryant und Haselton 2009). Um den Zeitpunkt des Eisprungs soll die Stimme besonders wohlklingend sein. Nach dem Eisprung senkt sich die Tonhöhe bei den meisten Frauen ab. Während der Monatsblutung klingt die Stimme tendenziell rau und wenig harmonisch. In der Studie von Fischer et al. (2011) konnten durch Hormonspiegelmessungen die Veränderungen in den akustischen Stimmmerkmalen von Frauen über den Monatszyklus nicht vorhergesagt werden, hingegen in der Studie von Pisanski et al. (2014).

Ist die *Stimme einer Frau tief*, wird die Frau als dominant wahrgenommen (Borkowska und Pawlowski 2011). Frauen in Männerberufen und solche in leitenden Funktionen sprechen eher tief und intonationsarm, was von beiden Geschlechtern bevorzugt wird (Anderson und Klofstad 2012; Riding et al. 2006). Tiefe Frauenstimmen werden auch in den Medien bevorzugt (Slembek 1995), weswegen Sprecherinnen ihren Kehlkopf absenken und ihre Stimme nach unten drücken, um eine tiefe Grundfrequenz zu erreichen. Schütte (2014) fand in einer empirischen Studie, dass die tiefe mittlere Grundfrequenz einer Frauenstimme zu einer männlichen Einschätzung ihres Wesens führt und eine höhere mittlere Grundfrequenz zu einer weiblichen. Entsprechend werden die Managementkompetenzen einer Frau als maskulin („Fokus auf Aufforderungen und Anweisungen"; „Delegieren"; „'Nach Oben' Einfluss nehmen"; „Probleme lösen"; schnelle Entscheidungen") bzw. feminin gesehen („Team-Building"; „emotional-vertrauensvolles Kommunikationsmuster; „Unterstützung geben") – das Ergebnis eines genderspezifischen Stereotyps. Eine vokalstereotyp männliche Frauenstimme wird als weniger sympathisch wahrgenommen als eine vokalstereotyp weibliche Frauenstimme.

Ist die *Stimme einer Frau tief und behaucht*, ggf. noch leise und trägt Flüsteranteile, wird sie als sinnlich, erotisch, sexy, verführerisch erlebt („Schlafzimmerstimme"). Sie wird bevorzugt beim Flirten eingesetzt, was die Bedeutung von Stimme für die sexuelle Kommunikation des Menschen zeigt. Nach Fraccaro et al. (2011) tendieren Frauen jedoch zu einer höheren Stimmtonlage, wenn sie mit einem Mann sprechen, den sie attraktiv finden. Historisch betrachtet sprechen heute Frauen im Vergleich zu früheren Zeiten um 2 bis 3 Halbtöne tiefer, was zum einen an der Zunahme ihrer Körpergröße und den folglich auch längeren Stimmlippen liegt. Zum anderen ist gesellschaftlich eine „Kleinmädchen-Stimme" (z. B. der ehemaligen First Lady Jackie Kennedy zugeschrieben), die „mäuschenhaft piepsig" klingt und Schüchternheit, möglicherweise sogar Unsicherheit, mangelndes Durchsetzungsvermögen und den Wunsch nach Beschützt-Werden signalisiert – nicht zuletzt auch durch die Ende der 60er Jahre im 20. Jahrhundert einsetzende Emanzipationsbewegung – aus der Mode gekommen. Sie entspricht einem patriarchalischen Frauenbild und stellt ein Karrierehindernis dar. Dies schließt aber nicht aus, dass manche Männer solch eine Stimme dennoch „sexy" finden. Bei einem *Mann* dämpft eine *behauchte Stimme* die Aggressivität, die von seinem großen Körper ausgehen könnte; Emotionalität und ein Anflug von Empathie[43] entstehen (Xu et al. 2013).

Hohe Stimmtonlagen sind punktuell bei beiden Geschlechtern im Zusammenhang mit negativen Emotionen wie Furcht, Panik, Stress anzutreffen. Grundsätzlich signalisieren sie Unattraktivität (Collins 2000). Die Frage, ob *Frauen mit hoher Stimme* für Männer attraktiver sind – so zum Beispiel Collins und Missing (2003) – war bislang nicht eindeutig zu beantwor-

---

43 Empathie zeichnet sich durch Verstehen, vor allem aber durch das emotionale Nachvollziehen eines Zustandes einer anderen Person aus. Es umfasst kognitive und affektive Komponenten.

ten, da der untersuchte Frequenzbereich in den Studien nicht besonders groß war. Eine hohe Frauenstimme vermittelt Männern den Eindruck von Kindlichkeit, Jungsein, Weiblichkeit, Fruchtbarkeit, der Bereitschaft, sich unterzuordnen. Damit steht sie gleichzeitig auch für niedrige Durchsetzungskraft und mangelnde Kompetenz. In den Wahrnehmungsexperimenten der Forschungsgruppe um Julia Fischer (s. o.) bevorzugten Männer die Stimmen von Frauen vor dem Eisprung. Angeblich werden auch Frauen mit hoher Stimmtonlage bevorzugt zur Ehefrau genommen (Apicella und Feinberg 2009). Eine Stimmtonlage über 262 Hz wird jedoch als weniger attraktiv empfunden und eine Stimmtonlage über 282 Hz senkt die Attraktivität ganz erheblich, wie Borkowska und Pawlowski (2011) feststellten, die eine Studie erstmals über einen sehr großen Frequenzbereich (184.6 bis 310.3 Hz) durchführten. Mit anderen Worten: Die Beziehung zwischen Tonhöhe und Attraktivität ist bei Frauen nicht linear. Schrille oder kreischende Frauenstimmen werden ohnehin als unangenehm erlebt und abgelehnt. *Männern, die zu hoch sprechen*, werden kritisch beurteilt; ihnen werden Imageprobleme nachgesagt.

Eine Studie aus der biologischen Wirtschaftswissenschaft (Mayew et al. 2013) zeigte, dass die Sprechstimmlage von Firmendirektoren mit der Größe des Unternehmens, der Länge ihrer Verweildauer in dieser Führungsposition und der Einkommenshöhe korreliert: Je tiefer die Stimme, desto lukrativer sind Position und Status. Aus solchen Studienergebnissen sind aber nicht zwingend Kausalitäten abzuleiten. Weiter wurde durch wissenschaftliche Untersuchungen aufgedeckt, dass sich die Stimmtonlage von Menschen automatisch ändert, wenn sie eine Machtposition innehaben. Zudem reden sie lauter, langsamer und betonen das Gesagte mehr. Die Studie von Ko et al. (2015) lässt vermuten, dass vokale Merkmale einen Einblick in soziale Hierarchien ermöglichen. Im Vergleich zu Personen in niedriger Position zeigen höher gestellte Personen weniger Variabilität in der Tonhöhe, aber eine größere in der Lautstärke. Erfolgreiche Menschen klingen bestimmter, was aber dann doch weniger biologisch denn psychologisch bedingt ist.

Nach einer Studie von Vivien Zuta (2007) ist nicht nur die Grundfrequenz das ausschlaggebende Kriterium für eine attraktive Männerstimme. Auch mittlere bis hohe Männerstimmen können durchaus attraktiv sein, wenn der Hörer sie im Verbund mit der Formantfrequenz, Sprechweise, Artikulation und mit Variationen des Sprechtempos beurteilt. So steigerten die Modulation der Grundfrequenz, ein erhöhter zweiter Formant (F2) als Indiz für deutliche Artikulation, die moderate Länge von Pausen sowie ein längeres pausenfreies Intervall die Attraktivität einer Stimme, wohingegen Unterbrechungen und Zögern sie minderten. Bereits Bastian (1982, S. 39) merkte an, dass „die Abtrennung des Stimmklangs von der Artikulation … eine Fiktion" sei.

Eine *laute Stimme* ist in affektgeladener verbaler Kommunikation anzutreffen. Vornehmlich gilt sie jedoch als Ausdruck von Selbstbewusstsein (z. B. Eisler et al. 1973; Rose und Tryon 1979), Vitalität und sozialer Dominanz. Zum Beispiel wird das Rederecht mit lauter Stimme beansprucht. Lauter wird vor allem dann gesprochen, wenn der vermutete Effekt hoch und das Risiko eines solchen Sprechverhaltens gering, also eher sozial wünschenswert ist (Wei et al. 2015). Ein Zuhörer nutzt den akustischen Parameter Stimmlautstärke und dessen Variabilität, um auf die Position des anderen zu schließen. Das ist die Crux für eine Frau: Spricht sie leise, wird sie für unsicher gehalten; spricht sie laut, wird sie für herrschsüchtig und unweiblich gehalten – bis auf eine Ausnahme: Geht es um eine vertrauliche Kommunikation, so wird nicht nur vom Mann, sondern auch von der Frau eine *leise Stimme* gewählt.

Seit geraumer Zeit ist in den USA, vor allem in Kalifornien, bei jungen Frauen die eigentlich vorwiegend bei Männern anzutreffende Phonationsart der Laryngalisierung, bekannt als „Strohbass" („vocal fry"; Kehlregister; Glottalisierung; „creaky voice"), in Mode. Hierbei handelt es sich um eine bewusste Schwingungsmodifizierung der Stimmlippen: unregelmäßige Schwingungen durch spannungslose, stark verkürzte Stimmlippen, bei der Sprachlaute unter gleichzeitiger Verengung oder langer Verschlussphase der Stimmritze gedehnt gebildet werden. Die Tonhöhe lässt sich nur gering modulieren. Eine solch tiefe Stimme wirkt tendenziell sympathisch und signalisiert Selbstbewusstsein und Kompetenz, doch in Verbindung mit dem knarrenden Klang wird sie eher negativ beurteilt. Frauen mit diesem Stimmklang werden für weniger gebildet, kompetent und vertrauenswürdig gehalten, was ihre Chancen am Arbeitsmarkt beeinträchtigt (Anderson et al. 2014). Bereits 1968 war David Addington zu einem ähnlichen Ergebnis gekommen; in seiner Studie wurde eine Frau mit kehlig klingender Stimme als weniger intelligent, faul und emotionslos eingeschätzt (Addington 1968). Daher ist es eigentlich unverständlich, warum junge Frauen dieses Stimmregister verwenden.

4.6.2 Stimmschulung

Barbara Blagusz (2016), eine Stimm- und Sprechtrainerin, die als Handelswirtin und Wirtschaftspädagogin aus dem Verkaufssektor kommt, empfiehlt, die eigene Stimme in Einklang mit der beruflichen Persönlichkeit zu bringen, denn Stimme sei ein unterschätzter Wirtschaftsfaktor. Grundsätzlich impliziert berufliche Leistungsfähigkeit stimmliche Gesundheit – und das nicht nur in sog. Sprechberufen (siehe in ▶ Abschn. 7.3.1) – eine dem jeweiligen arbeitsbedingten Anlass angemessene Gesprächsfähigkeit und eine gute Artikulation, damit keine Kommunikationsmissverständnisse entstehen. Der Psychologe Jochen Waibel pointiert im Zeitschriftentitel seiner Veröffentlichung (Waibel 2013, S. 390): „Führung braucht Stimme … und stimmigen Kontakt".

Viele Menschen suchen daher Rat und praktische Hilfe bei Voice- bzw. Stimm-Coachs (und Kommunikationstrainern) – eine außerordentlich heterogene Berufsgruppe bzgl. ihrer Ausbildung und Zusatzqualifizierung im Bereich Stimmtraining –, um die eigene Stimme effizient einsetzen zu können. Diese schulen die Stimme für den berufsbezogenen Einsatz im Kundengespräch, hier insbesondere für das Verkaufsgespräch im Direktmarketing, in der Unternehmensberatung, in der Konferenz/im Meeting oder in der Präsentation (Bewerbungsgespräch; Vortrag; Medienauftritt) einschließlich guter Sprechweise, Artikulation und Improvisationsreden. Stimme ist ein Mittel, um sich gezielt zu präsentieren. Mit einer schwachen Stimme und schlechten Sprechweise ist man nicht überzeugend und durchsetzungsstark.

Bevor die Arbeit an der Stimme beginnt, sollten die Ziele sowie die Strategien des Coachings zur Erreichung dieser Ziele festgelegt werden. In einem ersten Schritt werden die körperlich-funktionalen Voraussetzungen für eine gute Stimmtechnik verbessert oder erst einmal angebahnt (physisches Training). Das zielt auf die Körperwahrnehmung, die Körperhaltung beim Sprechen, auf den Körpertonus (Regulierung der Körperspannung), auf die Atmung. So ist z. B. atmungsbeeinträchtigende, einengende Bekleidung zu vermeiden. Ebenso ist eine starre Körperhaltung mit zurückgenommenen Schultern unvorteilhaft; sie beschränkt das Atemvolumen und macht die Resonanzräume kleiner. Anzustreben sind große Resonanzräume, was durch eine tiefe Kehlkopfstellung, die ein breites Stimmspektrum ermöglicht, erreicht wird.[44] Im nächsten Schritt gilt es, die individuelle mittlere Sprechstimmlage zu finden und einzuhalten. Dann wird an einer Verbesserung des Stimmklangs gearbeitet, an verschiedenen Stimmfärbungen und -facetten, an der Tragkraft der Stimme[45]. Wie Waibel (2013) betont, gehört nicht

---

44 Die Zusammenhänge zwischen Körperhaltung, Atmung und Stimme hat u.a. Eugen Rabine (1985) in einem Buchkapitel beschrieben.

45 Eine tragfähige Stimme wird durch eine große Anzahl von Obertönen angezeigt, also solchen, die oberhalb der Grundfrequenz eines natürlichen Tons mitschwingen.

nur die Schulung zum physiologischen Gebrauch der Stimme, sondern insbesondere auch die Schulung zum bewussten Einsatz stimmlicher Mittel zum Voice-Coaching.

Stimm-Coachs zeigen, wie man durch Stimme Aufmerksamkeit auf sich zieht, die Wirkung im Kundentelefonat erhöht, „stimmig" kommuniziert, durch „verbesserte", überzeugende Stimmwirkung eigene Ideen marktgerecht vorstellt, Entscheidungsstärke oder Führungsverantwortung offenbart. Sie vermitteln Sicherheit im Auftreten (z. B. in Konfliktsituationen eine ruhige Stimme bewahren; die Stimme auch bei lautem Sprechen noch empathisch[46] klingen lassen). Dabei fließt unwillkürlich eine Orientierung an rollentheoretischen Grundlagen und berufs- wie auch genderspezifischen Stimmstereotypen ein, denn selbst der Stimm-Coach ist nicht frei von Stereotypen, die er unbewusst lernt. Zuweilen ist von einem „Stimmschüler" aber erst einmal die Hürde einer vorhandenen Sprechängstlichkeit, z. B. Ansprechangst – eine Form von Sozialangst – zu überwinden, bevor mit der Umsetzung von persönlichen vokalischen Verhaltenszielen begonnen werden kann.

Stimm-Coachs beraten überdies zur Pflege der Stimme und zur Optimierung der stimmlichen Leistungsfähigkeit (Was kann ich tun, damit meine Stimme am Ende eines Arbeitstags noch gut funktioniert? Wie kann ich lange ohne Anstrengung sprechen? Wie verhindere ich eine Überlastung meiner Stimme?). Daneben unterstützen sie den Umgang mit tontechnischen Geräten wie z. B. das Sprechen mit Mikrofon. Eine Stimme wird durch ein Mikrofon verändert, wobei zum einen die Entfernung des Mund-Mikrofonabstands eine Rolle spielt, zum anderen, ob die Person mit einem Stand- oder Handmikrofon oder mit einem sog. Mikroport (mit stets gleichem Mundabstand) spricht.

Der Wirtschafts-Stimmcoach Arno Fischbacher spricht von der Stimme als „geheimen Verführer" (Fischbacher 2010). Ihre Wirkung ist immens, weswegen an einer ausdrucksstarken Stimme – wie eingangs erwähnt – ein hohes wirtschaftliches Interesse besteht. Fischbacher schult den wirkungsvollen Einsatz von Stimme und informiert in diesem Zusammenhang u. a. auch darüber, was für eine stimmliche Präsentation vor einem Publikum gilt (Wie kann ich lebendig, sprecherisch und stimmlich gut einen Fachvortrag präsentieren?), wie selbst unter Stress die Stimme ruhig wirken kann, oder wie sie in verschiedenen Phasen eines Gesprächs geschickt einzusetzen ist. Damit schlägt er eine Brücke zur rhetorisch-stimmlichen Präsenz (Fischbacher 2014) wie es auch Waibel (2013) in seinem „Stimmhaus-Konzept" praktiziert, einem stimmpsychologischen Ansatz zur Wechselwirkung von Stimme, Persönlichkeit und Kontakt. Waibel geht es um die alltägliche sowie die diplomatische Gesprächsführung, „also um die Art und Weise, wie eine Führungskraft den Dialog führt und pflegt" (Waibel 2013, S. 390). Über die Wirkung einer Führungskraft entscheidet ganz wesentlich die Stimme. Die Expertin für Stimme und Sprachtechnik Ingrid Amon hatte in diesem Sinn für den Titel ihres Buchs bereits Jahre zuvor „Die Macht der Stimme" (Amon 2011) gewählt.

An solchen Trainingsangeboten ist die hohe praktische Bedeutung des Instruments „Stimme" abzulesen, ihre Aufwertung in der Arbeitswelt und in kommerziellen Handlungsräumen. In diesem Zusammenhang ist auch auf eine wissenschaftliche Studie von Pescher und Appel (2014) zum Einfluss von Stimm- und Sprechcharakteristika auf den Erfolg beruflicher Präsentationen in der Unternehmensberatung zu verweisen. Es waren weniger die Tonhöhe und die Lautstärke, die einen signifikanten Einfluss hatten, sondern die Tonhöhenvariation und die Lautstärkendynamik, also ein variationsreiches, lebendiges Sprechen. Diese sind auch Grundlage für eine bestimmte Strategie in der Unternehmenskommunikation, dem „Storytelling" („Mitarbeiter-Erzählungen"). Mitarbeiter erzählen Geschichten, um Schwächen im System

---

46 Ein empathischer Klang entsteht durch eine tiefe Tonhöhe, abnehmende Lautstärke und Behauchung an den Silbenendungen.

aufzuzeigen, Ressourcen des Unternehmens zu vergrößern bzw. erst einmal zu öffnen, oder Vorgesetze vermitteln auf diesem Weg geschickt Wissen, zum besseren Verständnis, zum Mitdenken, zum Akzeptieren. So wird mit einer Geschichte beispielhaft eine Kernaussage verdeutlicht.

Das Erscheinungsbild eines Unternehmens wird für den Anrufer durch die Mitarbeiter in der Telefonzentrale bzw. durch die automatische Ansage des Anrufbeantworters mitbestimmt („Akustische Corporate Identity"; „Corporate Sound"). „Das Unternehmen hat eine Stimme", ein Audio-Logo. Eine sozialpsychologische Studie (Hecht und LaFrance 1995) zeigte die Bedeutung der Stimme in Telefongesprächen auf. Wie ein Telefon-Operator klingt, steht in signifikanter Beziehung zu seinem Tempo, Telefonate zu händeln. Überraschend: es war nicht der langsamere, sondern der schnellere Operator, der als positiver klingend eingeschätzt wurde. Der Operator, der die Kunden schnell bedienen konnte, wurde als enthusiastischer, überzeugender, verständnisvoller, freundlicher und professioneller erlebt. Seine Stimme war variabler, seine Artikulation war deutlicher. Langsamere Operatoren wurden als gleichgültiger, unsympathischer, zögerlicher, ablehnend und amateurhaft beurteilt. Solche Studienergebnisse können enorme Auswirkungen auf Personalauswahl und Stimmschulung in Unternehmen haben, nicht nur für Telefonisten, sondern generell für Mitarbeiter, die Geschäfte über das Telefon abwickeln.

Eine Stimmschulung setzt voraus, dass ein Mensch überhaupt in der Lage ist, seine eigene Stimme und seine Sprechweise wahrzunehmen. Er muss sich deren Eigenheiten bewusst werden und abschätzen, wie sie auf andere wirken, um sie gezielt als (mächtiges) Instrument einsetzen zu können. Eine Stimmschulung darf jedoch nicht zur Aufgabe der eigenen Identität führen. Der Erfolg einer Stimmschulung soll sich stimmübergreifend in persönlichen Veränderungen niederschlagen, z. B. einem selbstbewussten Auftreten und/oder in größerer Professionalität. Darin findet die Wechselbeziehung von Stimme und Persönlichkeitsentwicklung ihren Niederschlag.

4.7　Fazit

Dass Stimmen vieles über einen Sprecher offenbaren, wurde in den ▶ Abschn. 4.1 bis 4.6 ausgeführt. Der Hörer nutzt Hinweisreize einer Stimme, um Rückschlüsse auf biologische, psychologische, soziale und soziolinguistische Merkmale seines Sprechers zu erhalten. Dabei wird auf vorhandenes Wissen zurückgegriffen, aber auch mit Stereotypen operiert. Am ehesten lassen sich biologische Informationen wie das Alter oder das Geschlecht der Stimme eines Sprechers entnehmen. Körpergröße, Körpergewicht und Körperbau sind (in dieser Reihung) anhand der Stimme einigermaßen valide einschätzen. Psychologische und soziale Schlüsse sind am stärksten durch Irrtümer gefährdet, weil sie kultureller Natur und erlernt sind.

Wenn man jetzt zum Satz am Ende von ▶ Abschn. 2.3 zurückblättert (Er/Sie hat eine *tiefe* Stimme mit *dunklem Timbre* [Grundfrequenz; Klangfarbe], mit der das Gesagte *melodisch untermalt* wird [Intonation], die aber etwas *kratzig* klingt [Stimmqualität] und mit der er/sie *laut* [Stimmintensität] spricht) kann nun, in Anlehnung an die in ▶ Kap. 4 gegebenen Informationen zu physischen und psychologischen Hinweisreizen der Stimme, beispielhaft folgendermaßen gemutmaßt werden:

- Er ist ein männlicher *Erwachsener* mit *deutscher Muttersprache*.
- Er hat eine *tiefe Stimme* mit *dunklem Timbre* [Grundfrequenz; Klangfarbe], die Attraktivität signalisiert. Daher ist er ein eher *großer Mann, mit großem Brustkorbumfang*,
- eher klaren *Geschlechtsidentität* (maskulin),
- im *mittleren Lebensalter*, da emotionale Reife ausstrahlend,
- *extravertiert*,

- mit *guter Bildung* und *nicht niedrigem sozioökonomischen Status*.
- Er befindet sich in einer *Gesprächsbeziehung mit einer,* wahrscheinlich *mehreren unter-geordneten Person(en),* denn er spricht *laut* [Stimmintensität], was wiederum auf eine größere Entfernung zwischen Hörer und Sprecher schließen lässt (sofern der Sprecher nicht schwerhörig ist).
- Er ist in einer aktuell *unauffälligen Stimmung,* denn seine Atmung ist nicht durch physiologische Erregung verändert; er wirkt nicht müde oder alkoholisiert.
- Er spricht *ohne mundartliche Färbung,*
- mit *deutlicher Aussprache, ohne Artikulationsauffälligkeiten,*
- in *scheinbar situations- bzw. dem Thema angemessenen Sprechtempo,*
- in einer *ausgesuchten Sprechweise,* mit der er das Gesagte *melodisch untermalt* [Intonation],
- in *stimmiger Weise* [da Inhaltsaspekt und Stimmklang übereinstimmen],
- doch seine Stimme klingt etwas *kratzig* [Stimmqualität] und deutet möglicherweise einer Hyperfunktionalität an.

Durch eine akustische Stimmmessung lässt sich die Merkmalsdetektion valide(r) vornehmen.

Literatur

Addington D (1968) Voice and the perception of personality: An experimental study. Monographs in the humanities, social and biological sciences, Bd. 15. University Press, Stillwater

Allport GW, Cantril H (1934) Judging personality from voice. J Soc Psychol 5:37–55

Amir O, Engel M, Shabtai E, Amir N (2012) Identification of children's gender and age by listeners. J Voice 26:313–321

Amon I (2011) „Die Macht der Stimme". Persönlichkeit durch Klang, Volumen und Dynamik, 5. Aufl. Redline Wirtschaft, München

Anderson RC, Klofstad CA (2012) Preference for leaders with masculine voices holds in the case of feminine leadership roles. PLoS One 7(12):e51216. doi:10.1371/journal.pone.0051216

Anderson RC, Klofstad CA, Mayew WJ, Venkatachalam M (2014) Vocal fry undermine the success of young women in the labor market. PLoS One 9(5):e97506. doi:10.1371/journal.pone.0097506.

Anthes H (1928) Die „schöne" Stimme. Warum ihr häufiger Verlust und was sichert ihren Erwerb und Besitz? Merseburger, Leipzig

Apicella CL, Feinberg DR (2009) Voice pitch alters mate-choice-relevant perception in hunter-gathers. Proc Biol Sci 276:1077–1082

Apicella CL, Feinberg DR, Marlowe FW (2007) Voice pitch predicts reproductive success in male hunter-gatherers. Biol Letters 3:682–684

Babel M, McGuire G, King J (2014) Towards a more nuanced view of vocal attractiveness. PLoS One 9(2):e88616. doi:10.1371/journal.pone.0088616.

Bachorowski J-A, Owren MJ (2008) Vocal expressions of emotion. In: emotions Ho (Hrsg) M. Lewis, J.M. Haviland-Jones & L. Feldman Barrett, 3. Aufl. Guilford Press, New York, S 211–234

Banse R, Scherer K (1996) Acoustic profiles in vocal emotional expression. J Pers Soc Psychol 70:614–636

Bastian H-J (1982) Messung der Hörerwirkung definierter Stimmklänge. In: Stock E (Hrsg) Sprechwirkungsforschung, Sprecherziehung, Phonetik und Phonetikunterricht. Kongress- und Tagungsberichte der Martin-Luther-Universität Halle-Wittenberg, Halle, S 38–45

Blagusz B (2016) Die Stimme – der unterschätzte Wirtschaftsfaktor. In: Buchenau P (Hrsg) Chefsache Männer. Frauen machen Männer erfolgreich. Springer, Wiesbaden, S 1–24

Blank H, Anwander A, von Kriegstein K (2011) Direct structural connections between voice- and face recognition areas. J Neurosci 31:12906–12915

Borkowska B, Pawlowski B (2011) Female voice frequency in the context of dominance and attractiveness perception. Anim Behav 82:55–59

Browning F (2008) Does Obama's baritone give him an edge? http://www.salon.com/2008/02/28/obama_clinton_voices/HIP-HOP. Zugegriffen: 21. März 2016

Bruckert L, Liénard JS, Lacroix A, Kreuzer M, Leboucher G (2006) Women use voice parameter to assess men's characteristics. Proc Biol Sci 273:83–89

Brüstle C (Hrsg) (2015) Pop-Frauen der Gegenwart. Körper – Stimme – Image. Vermarktungsstrategien zwischen Selbstinszenierung und Fremdbestimmung. Transscript, Bielefeld

Bryant GA, Haselton GM (2009) Vocal cues of ovulation in human females. Biol Lett 5:12–15

Cutiva CLC, Vogel I, Burdorf A (2013) Voice disorders in teachers and their associations with work-related factors: a systematic review. J Commun Disord 46:143–155

Collins SA (2000) Men's voices and women's choices. Anim Behav 60:773–780

Collins SA, Missing C (2003) Vocal and visual attractiveness are related in women. Anim Behav 65:997–1004

van Dommelen WA, Moxness BH (1995) Acoustic parameters in speaker height and weight identification: sex-specific behaviour. Lang Speech 38:267–287

Eckert H, Laver J (1994) Menschen und ihre Stimmen. Aspekte der vokalen Kommunikation. Beltz PVU, Weinheim

Eisler RM, Miller PM, Hersen M (1973) Components of assertive behavior. J Clin Psychol 29:295–299

von Essen O (1949) Sprechtempo als Ausdruck psychischen Geschehens. Language Typology and Universals 3:317–341

Evans S, Neave N, Wakelin D (2006) Relationships between vocal characteristics and body size and shape in human males: an evolutionary explanation for a deep male voice. Biol Psychol 72:160–163

Evans S, Neave N, Wakelin D, Hamilton C (2008) The relationship between testosterone and vocal frequencies in human males. Physiol Behav 93:783–788

Fährmann R (1960) Die Deutung des Sprechausdrucks. Studien zur Einführung in die Praxis der charakterologischen Stimm- und Sprechanalyse. 2. Aufl. Bouvier, Bonn

Fay PJ, Middleton WC (1939) Judgement of Spranger personality types from the voice as transmitted over a public address system. J Personality 8:144–155

Fay PJ, Middleton WC (1940a) Judgment of Kretschmerian body types from the voice as transmitted over a public address system. J Soc Psychol 12:151–162

Fay PJ, Middleton WC (1940b) Judgment of intelligence from the voice as transmitted over a public address system. Sociometry 3:186–191

Fay PJ, Middleton WC (1941) The ability to judge sociability from the voice as transmitted over a public address system. J Soc Psychol 13:303–309

Fay PJ, Middleton WC (1942) Judgement of introversion from the transcribed voice. Quarterly J Speech 28:226–228

Feinberg DR, Jones BC, Law Smith MJ, Moore RF, Delbruine LM et al (2006) Menstrual cycle, trait estrogen level, and masculinity preferences in the human voice. Horm Behav 49:215–222

Fisch C (2015) Den Menschen mit dem Ohr sehen. Z Individ Psychol 40:262–273

Fischer J, Semple S, Fickenscher G, Jürgens R, Kruse E et al (2011) Do women's voices provide cues oft the likelihood of ovulation? The importance of sampling regime. PLoS One 66(9):e24490. doi:10.1371/journal.pone.0024490.

Fischbacher A (2010) Geheimer Verführer Stimme: Erfolgsfaktor Stimme. 77 Antworten zur unbewussten Macht in der Kommunikation Bd. 2. Junfermannsche Verlagsbuchhandlung, Paderborn

Fischbacher A (2014) Voice sells! Die Macht der Stimme im Business. Gabal, Offenbach

Fraccaro PJ, Jones BC, Vukovic J, Smith FG, Watkins CD et al (2011) Experimental evidence that women speak in a higher voice pitch to men they find attractive. J Evol Psychol 9:57–67

Freytag M (2006) Die Popstimme zwischen Identität und Imitation. In: Kopfermann T (Hrsg) Das Phänomen Stimme. Imitation und Identität Stuttgarter Stimmtage 2004. Bd. 5. Röhrig Universitätsverlag, St. Ingbert, S 163–164

Grandjean D, Bänziger T, Scherer KR (2006) Intonation as an interface between language and affect. Prog Brain Res 156:235–247

Gundermann H (1994) Phänomen Stimme. E. Reinhardt, München Basel

Habermann G (1975) Die Stimme als Spiegel der Person. HNO 23:129–131

Habermann G (1978) Stimme und Sprache. Thieme, Stuttgart

Harada S, Landay JA, Malkin J, Li X, Bilmes JA (2006) The vocal joystick: Evaluation of voice-based cursor control techniques. ssets '06 Proceedings of the 8th International ACM SIGACCESS Conference on Computers and Accessibility. Association for Computing, New York, S 197–204

Hecht MA, LaFrance M (1995) How (fast) can I help you? Tone of voice and telephone operator efficiency in interactions. J Appl Soc Psychol 25:2086–2098

Herold C (2006) Identität und Individualität im Rock- und Popgesang. In: Kopfermann T (Hrsg) Das Phänomen Stimme. Imitation und Identität 5. Stuttgarter Stimmtage 2004. Röhrig Universitätsverlag, St. Ingbert, S 165–168

Hertlein M (1999) Frauen reden anders: Selbstbewusst und erfolgreich im Jobtalk. Rowohlt, Reinbek bei Hamburg

Hertrich I, Ziegelmayer G (1988) Die Sprechstimme als anthropologisches Merkmalssystem. Ihre konstitutionellen Korrelate und deren Perzepte. Anthropol Anz 46:185–193

Herzog H (1933) Stimme und Persönlichkeit. Z Psychol 130(3–5):300–369

Heubrock D, Brosowski T, Göhler M, Kutschke M, Neumann-Semerow M (2010) Stimmanalysen zur Identifikation des Eskalationsniveaus bei Geiselnahmen. Konsequenzen für die Verhandlungsführung. Polizei & Wissenschaft (1):2–11

Hickok G (2015) „Warum wir verstehen, was andere fühlen". Der Mythos der Spiegelneuronen. Hanser, München

Hodges-Simeon CR, Gurven M, Puts DA, Gaulin SJ (2014) Vocal fundamental and formant frequencies are honest signals of threat potential in peripubertal males. Behav Ecol 25:948–988

Hollien H, Huntley Bahr R, Harnsberger JD (2014) Issues in forensic voice. J Voice 28:170–184

Hughes SM, Dispenza F, Gallup GG Jr. (2004) Ratings of voice attractiveness predict sexual behavior and body configuration. Evol Hum Behav 25:295–304

Hughes SM, Farley SD, Rhodes BC (2010) Vocal and physiological changes in response to the physical attractiveness of conversational partners. J Nonverbal Behav 34:155–167

Hughes SM, Harrison MA (2013) I like my voice better: self-enhancement bias in perceptions of voice attractiveness. Perception 42:941–949

Hughes SM, Harrison MA, Gallup GG Jr. (2002) The sound of symmetry: voice as a marker of developmental instability. Evol Hum Behav 23:173–180

Hughes SM, Rhodes BC (2010) Making age assessments based on voice: The impact of the reproductive viability of the speaker. J Soc Evol Cult Psychol 4:290–304

Imaizumi S, Furuya I, Yamasaki K (2009) Voice as a tool of communicating intentions. Logoped Phoniatr Vocol 34:196–199

Imhof M (2010) Listening to voices and judging people. Int J Listening 24:19–33

Johnstone T, Scherer KR (2000) Vocal communication of emotion. In: Lewis M, Haviland-Jones JM (Hrsg) Handbook of emotions, 2. Aufl. Guilford Press, New York, S 220–235

Kia RA (2001) Stimme – Spiegel meines Selbst. Ein Übungsbuch, 5. Aufl. Aurum (J. Kamphausen Mediengruppe), Braunschweig

Klofstad CA, Anderson RC, Peters S (2012) Sounds like a winner: voice pitch influences perception of leadership capacity in both men and women. Proc Biol Sci 279:2698–2704

Klofstad CA, Anderson RC, Nowicki S (2015) Perceptions of competence, strength and age influence voters to select leaders with lower-pitched voices. PLoS One 10(8):e0133779. doi:10.1371/journal.pone.0133779.

Ko SJ, Sadler MS, Galinski AD (2015) The sound of power: conveying and detecting hierarchical rank through voice. Psychol Sci 26:3–14

Kolesch D (2001) Ästhetik der Präsenz: Theaterstimmen. In: Früchtl J, Zimmermann J (Hrsg) Ästhetik der Inszenierung. Suhrkamp, Frankfurt am Main, S 260–275

Kühn U (1999) Das Pathos der Stimme: Interventionen über den historischen Primat der Stimme. Forum Modernes Theater 14:173–176

Laukka P, Juslin PN, Breslin R (2005) A dimensional approach to vocal expression of emotion. Cogn Emot 19:633–653

Lehmann H-T (1999) Postdramatisches Theater. Verlag der Autoren, Frankfurt am Main

Lemke-Matwey C (2003) Nachtseite des Naiven. Der großen Sängerin Kathleen Ferrier zum 50. Todestag. DIE ZEIT 09.10.2003(42) http://www.zeit.de/2003/42/M-Ferrier. Zugegriffen: 20. Juli 2016

Lenarz T, Boenninghaus H-G (2012) Hals-Nasen-Ohren-Heilkunde, 14. Aufl. Springer, Berlin

Maurer D, Hess M, Gross M (1996) High-speed imaging of vocal fold vibrations and larynx movements within vocalizations of different vowels. Ann Otol Rhinol Laryngol 105:975–981

Mayew WJ, Parsons CA, Venkatachalam M (2013) Voice pitch and the labor market success of male chief executive officers. Evol Hum Beh 34:243–248

McAleer P, Todorov A, Belin P (2014) How do you say 'hello'? Personality impressions from brief novel voices. PLoS One 9(3):e90779. doi:10.1371/journal.pone.0090779.

Montepare JM, Vega C (1988) Woman's vocal reactions to intimate and casual friends. Personal Soc Psychol Bull 14:103–113

Pear TH (1931) Voice and Personality. Chapman and Hall, London

Perfors A (2004) What's in a name? The effect of sound symbolism on perception of facial attractiveness. In: Forbus K, Gentner D, Regier T (Hrsg) Proceedings of the 26th Annual Conference of the Cognitive Science Society

Pescher C, Appel J (2014) Einfluss von Stimm- und Sprechcharakteristika auf den Erfolg beruflicher Präsentation. Sprechen 31:54–67

Pflichthofer D (2005) Hörräume – Klanghüllen. Die Stimme als ästhetisches Element in der analytischen Aufführung. Forum Psychoanal 21:333–349

Pinto V (2012) Stimmen auf der Spur: Zur technischen Realisierung der Stimme in Theater, Hörspiel und Film (Kultur- und Medientheorie). Transcript, Bielefeld

Pipitone RN, Gallup GG Jr. (2008) Women's voice attractiveness varies across the menstrual cycle. Evol Hum Behav 29:268–274

Pisanski K, Hahn AC, Fisher CI, DeBruine LM, Feinerg DR, Jones BC (2014) Changes in salivary estradiol predict changes in women*s preferences for vocal masculinity. Horm Behav 66(3):493–497. doi:10.1016/j.yhbeh.2014.07.006

Pisanski K, Oleszkiewicz A, Sorokowska A (2016) Can blind persons accurately assess body size from the voice? Biol Lett 2016:4–20160063. doi:10.1098/rsbl.2016.0063

Puts DA (2005) Mating context and menstrual phase affect women's preferences for male voice pitch. Evol Hum Behav 26:388–397

Puts DA, Apicella CL, Cardenas RA (2012) Masculine voices signal men's threat potential in forager and industrial societies. Proc Biol Sci 279:601–609

Rabine E (1985) Zusammenhänge zwischen Körperhaltung, Atmung und Stimme. In Grundzüge des funktionalen Stimmtrainings. Dokumentation Arbeitswissenschaft, Bd. 12. O. Schmidt, Köln, S 57–131

Richter B (2014) Die Stimme: Grundlagen, künstlerische Praxis, Gesunderhaltung, 2. Aufl. Henschel, Leipzig

Riding D, Lonsdale D, Brown B (2006) The effects of average fundamental frequency and variance of fundamental frequency on male vocal attractiveness to women. J Nonverbal Behav 30:55–61

Rose YJ, Tryon WW (1979) Judgements of assertive behavior as a function of speech loudness, latency, content, gestures, inflections, and sex. Behav Modif 3:112–123

Rudert J (1965) Vom Ausdruck der Sprechstimme. In: Kirchhoff R (Hrsg) Ausdruckspsychologie. Handbuch der Psychologie, Bd. 5. Hogrefe, Göttingen, S 422–464

Sapir E (1929) A study in phonetic symbolism. J Exp Psychol 12:225–239

Scherer KR (1978) Personality inference from voice quality: the loud voice of extroversion. Eur J Soc Psychol 8:467–487

Scherer KR (1988) On the symbolic functions of vocal affect expression. J Lang Soc Psychol 7:79–100

Scherer KR (1995) Expression of emotion in voice and music. J Voice 9:235–248

Scherer KR, Banse R, Wallot HG (2001) Emotion interferences from vocal expression correlate across languages and culture. J Cross Cultural Psychol 32:76–92

Schrödl J (2012) Vokale Intensitäten: Zur Ästhetik der Stimme im postdramatischen Theater. Transcript, Bielefeld

Schütte V (2014) 17 Hz machen einen Unterschied: Die Stimme der als managementkompetent geltenden Frau ist in ihrer Wahrnehmung männlich. Sprechen 57:77–84

Sendlmeier WF (2012) Die psychologische Wirkung von Stimme und Sprechweise – Geschlecht, Alter, Persönlichkeit, Emotion und audiovisuelle Interaktion. In: Bulgakowa O (Hrsg) Resonanz-Räume – Die Stimme und die Medien. Bertz + Fischer, Berlin, S 99–116

Siegman AW, Boyle S (1993) Voices of fear and anxiety and sadness and depression: the effects of speech rate and loudness on fear and anxiety and sadness and depression. J Abnorm Psychol 102:430–437

Skuk VG, Schweinberger SR (2014) Influences of fundamental frequency, formant frequencies, aperiodicity, and spectrum level on the perception of voice gender. J Speech Lang Hear Res 57:285–296

Slembek E (1995) Frauenstimmen in den Medien. In: Heilmann CM (Hrsg) Frauensprechen – Männersprechen. Geschlechtsspezifisches Sprechverhalten. Reinhardt, München, S 107–119 (E-Book)

Steckler NA, Rosenthal R (1985) Sex differences in nonverbal and verbal communication with bosses, peers, and subordinates. J Appl Psychol 70:157–163

Steinkopf L, Bauer G, Best H (2010) Nonresponse und Interviewer-Erfolg im Telefoninterview. Empirische Untersuchungen zum Einfluss stimmlicher Eigenschaften der Interviewer. Methoden – Daten – Analysen 4:3–26

Szameitat DP, Darwin CJ, Szameitat AJ, Wildgruber D, Alter K (2011) Formant characteristics of human laughter. J Voice 25:32–37

Taylor HC (1934) Social agreement on personality traits as judged from speech. J Soc Psychol 5:244–248

Tigue CC, Borak DJ, O'Connor JJM, Schandl C, Feinberg DR (2012) Voice pitch influences voting behavior. Evol Hum Behav 33:210–216

Trojan F (1952) Der Ausdruck der Sprechstimme. Eine phonetische Lautstilistik. Verlag für Medizinische Wissenschaften, Wien

Tusing KJ, Dillard JP (2000) The sounds of dominance. Vocal precursors of perceived dominance during interpersonal influence. Hum Commun Res 26:148–171

Wadnerkar MB, Cowell PE, Whiteside SP (2006) Speech across the menstrual cycle: a replication and extension study. Neurosci Lett 408:21–24

Waibel J (2013) Führung braucht Stimme … und stimmigen Kontakt. Report Psychologie 38:390–391

Walton JH, Orlikoff RF (1994) Speaker race identification from acoustic cues in the vocal signal. J Speech Hear Res 37:738–745

Watzlawick P, Beavin JH, Jackson DD (1974) Menschliche Kommunikation. Formen, Störungen, Paradoxien (4., unveränd. Aufl.). Huber, Bern

Wei X, Zhang ZX, Chen XP (2015) I will speak up if my voice is socially desirable: A moderated mediating process of promotive versus prohibitive voice. J Appl Psychol 100:1641–1652

Wickline VB, Nowicki S, Bollini AM, Walker EF (2012) Vocal and facial emotion decoding difficulties relating to social and thought problems: Highlighting schizotypal personality disorder. J Nonverbal Behav 36:59–77

Winkler R (2009) Merkmale junger und alter Stimmen: Analyse ausgewählter Parameter im Kontext von Wahrnehmung und Klassifikation. Reihe mündliche Kommunikation Bd. 6. Logos, Berlin

Xu Y, Lee A, Wu WL, Liu X, Birkholz P (2013) Human vocal attractiveness as signaled by body size projection. PLoS One 8(4):e62397. doi:10.1371/journal.pone.0062397

Zieber N, Kangas A, Hock A, Bhatt RS (2014) The development of intermodal emotion perception from bodies and voices. J Exp Child Psychol 126:68–79

Zuckerman M, Driver RE (1989) What sounds beautiful is good: the vocal attractiveness stereotype. J Nonverbal Behav 13:67–82

Zuta V (2007) Phonetic criteria of attractive male voices. Proceedings of the 16th ICPhs. ID 1021 Full Paper. http://citeseerx.ist.psu.edu/viewdoc/download?doi=10.1.1.571.111&rep=rep1&type=pdf. Zugegriffen: 04. Feb 2016

Stimmtraining, Stimmpflege und Stimmhygiene

Christiane Kiese-Himmel

© Springer-Verlag Berlin Heidelberg 2016
C. Kiese-Himmel, *Körperinstrument Stimme*, DOI 10.1007/978-3-662-49648-0_5

▶ Kap. 5 betont die Notwendigkeit, mit der Stimme pfleglich umzugehen und Eigenverantwortung für sie zu entwickeln. Personen, die ihre eigene Stimme mögen und sich mit ihr wohlfühlen, gehen auch sorgsam mit ihr um. Es werden praktische Hinweise zur Stimmpflege und -hygiene gegeben, um Stimmstörungen zu verhüten. Leichte, nicht medizinische Probleme sind durch ein gezieltes funktionales Stimmtraining auszugleichen.

Viele Menschen pflegen ihre Stimme kaum oder gar nicht. Nicht selten kommt es zu unzweckmäßigem Stimmgebrauch, ungebührlicher Stimmbelastung, im Extremfall sogar Stimmmissbrauch. Die Lautstärke kann nicht reguliert werden, es werden falsche Stimmtechniken eingesetzt, zu viele Wörter in einem Atemzug gesprochen, die Luft geht aus und es muss nach Luft geschnappt werden. Manch einer spricht ständig zu hoch bzw. zu tief, mit zu viel Kraft oder mit trockenem Mund. Ebenso kann die Stimme eines Menschen aufgrund einer Hochatmung kraftlos und wenig tragfähig[1] sein. Eine Stimme mag schrill, rau oder gepresst klingen, der Stimmumfang kann eingeschränkt sein. Für derart Betroffene erscheint ein **Stimmtraining** zweckmäßig. Ein Stimmtraining will eine gesunde Stimme optimieren, sie lebhaft und ausdrucksstark wirken lassen – im Gegensatz zu einer Stimmtherapie (▶ Abschn. 7.4), deren Ziel erst einmal die Verbesserung oder Wiederherstellung einer gestörten Stimmfunktion ist.

Stimmtraining geschieht unter Anleitung eines professionellen Stimmtrainers bzw. Stimmbildners oder auch Logopäden, der nicht nur die therapeutische Behandlung von Stimme übernimmt. Generell geht es in dieser Maßnahme um die Ausbildung einer leistungsfähigen, also belastbaren, resonanzreichen Stimme zum effektiven Sprechen, die eine atemrhythmisch angepasste Phonation mit festem Stimmeinsatz erfordert. Das bedeutet, dass vor Phonationsbeginn die Stimmlippen leicht gespannt nebeneinanderliegen und durch den Druckanstieg der Ausatmungsluft der Lungen geöffnet werden (▶ Abschn. 2.2). Vor allem gilt es, den individuellen Eigenton, die persönliche Indifferenzlage, zu finden und zu nutzen; je nach Erfordernis ist im Einzelfall eine Verlagerung in höhere oder tiefere Frequenzbereiche oder eine bessere Beherrschung der Stimmdynamik zu erarbeiten (▶ Abschn. 4.6.2). Der Übergang zur Sprecherziehung ist mitunter fließend, z. B. wenn das Sprechtempo zu hastig ist oder Silben verschluckt werden.

Jeder 5. Deutsche soll seine Stimme nicht mögen (Kals 2010), zugleich ist der Wunsch nach einer schönen und wohlklingenden Stimme ausgeprägt. Unzählige Print- und Audioratgeber werben für die Erfüllung dieses persönlichen Wunsches; sie können hier bei weitem nicht alle genannt werden (z. B. Dyckhoff und Westerhausen 2007, 2010; Gutzeit und Hartweg 2008; Beyer 2009; Lauten 2011, 2012; Loschky 2009, 2010; Neumann 2014; Nollmeyer 2005; Tesche 2012; Volkmann 2013; Tiggeler 2014). „Die persönliche Stimme entwickeln", das möchten Kristin Linklater und Thea Mertz (2005) mit einem ganzheitlichen Übungsprogramm erreichen. Damit drücken sie aus, dass das Körperinstrument „Stimme" nicht isoliert gebildet werden kann. „Es gibt keine Stimme ohne einen Körper" (Pflichthofer 2008, S. 243). Hein (2014) demonstriert anhand von Hörbeispielen, wie „Stimme" ideal einzusetzen ist. Der Stimm- und Sprechpädagoge Jurij A. Vasiljev (2000) wiederum bietet Trainings auf der Grundlage von „Bewegung" als Primat von Stimm- und Sprechleistung, und als basales methodisches Element für die Entwicklung einer künstlerischen Bühnenhandlung zur Vervollkommnung der Ausdrucksfähigkeit von Stimme, Sprache und Körper in der Schauspielkunst an. Ein praktisches Stimmtraining für Lehrerinnen und Lehrer findet sich u. a. im Reader von Knie (2014). Trainingsangebote richten sich auch an andere, spezifische Zielgruppen, z. B. an Unternehmer oder an Sprecher im kommerziellen Bereich, etwa in der Rundfunkwerbung. So wird für die Teilnahme am „Prä-

---

1   Das meint ihre Hörbarkeit, weitgehend unabhängig von der Lautstärke.

senz- und Voice-Coaching für Frauen" geworben oder für beide Geschlechter am „Anti-Aging für die Stimme". An dieser Stelle soll keine inhaltliche Vertiefung erfolgen, denn viele Trainings sind (jenseits von Einzelfalldarstellungen und/oder Expertenmeinungen) hinsichtlich ihrer Wirksamkeit i. d. R. nicht wissenschaftlich evidenzbasiert (nachweisorientiert) und verfügen damit nicht über statistisch nachgewiesene Wirksamkeit mittels randomisierter kontrollierter Studien. Festzuhalten ist: Um die Stimmfunktion des Menschen kümmern sich verschiedenste Berufsgruppen; Stimme ist veränderbar, was insbesondere für die kranke Stimme, also für Personen mit Funktionsstörungen der Sprechstimme (Dysphonien; ▶ Kap. 7) gilt[2].

In der Antike gehörte ein systematisches Stimmtraining zur allgemeinen Bildung. Jeder Mann, der am öffentlichen Leben teilnehmen wollte, musste unter Anleitung eines „Phonasken" (lat. phonascus; Stimmlehrer) regelmäßig Atem-, Deklamations- und Gesangsübungen absolvieren (Schulz 2014). Phonasken waren ursprünglich die Trainer ihrer eigenen Stimme. Als berufsmäßige Stimmvirtuosen beherrschten sie sämtliche Stimmtonlagen und Ausdrucksformen der Stimme, eine damals im Vergleich zu heute noch überschaubare Zahl. Ihr wichtigstes Werkzeug war eine kleine Elfenbeinpfeife, mit der sie den sich ihnen anvertrauenden Rednern immer wieder den mittleren Stimmton – also die Indifferenzlage der Stimme (▶ Abschn. 2.3(a)) – angaben. Der römische Kaiser Nero soll z. B. nur in Anwesenheit eines Phonasken aufgetreten sein. Die Pflege und Ausbildung der Stimme in der Antike umfasste aber nicht nur die rednerische Stimmpflege, die eine gesunde Lebensweise und naturgemäße Lebensführung voraussetzte, sondern auch die „Stimmdiätetik". Diese beinhaltete Ernährungsanweisungen, um z. B. eine „stumpfe Stimme" zu vermeiden, Heiserkeit oder Stimmverlust. Der im ▶ Kap. 1 erwähnte Arzt Galenus empfahl u. a. Weihrauchharz oder Bittermandelöl für eine „klare Stimme". Da der Redner im Berufsalltag stärker gefordert war, galten für ihn andere Empfehlungen als für Stimmkünstler (Schauspieler und Sänger).

Wer sich heute keinen Phonasken leisten kann und will, dem stehen vielfältige Ratschläge zur **Stimmpflege** und **Stimmhygiene**[3] von Phoniatern[4], Logopäden/Stimmtherapeuten und Stimmbildnern zur Verfügung, um Stimmprobleme und Stimmstörungen zu verhüten (z. B. Nusseck et al. 2015), denn die Leistungsfähigkeit einer Stimme hängt auch von äußeren Faktoren ab. Dazu gehören u. a.:

- Aufenthalt in luftschadstoffhaltiger Umgebung vermeiden;
- sich nicht in überheizten Räumen aufhalten (was die Stimmlippen ebenfalls reizt, austrocknet sowie für Infekte anfällig macht); für ausreichende Luftfeuchtigkeit sorgen, ca. 45 %;
- keinen hochprozentigen Alkohol konsumieren; Alkohol in Maßen und nicht regelmäßig, trinken (Alkohol erweitert die Blutgefäße in den Schleimhäuten der Stimmlippen und diese schwellen an);
- nicht rauchen (Nikotin reizt und trocknet die Schleimhäute aus, macht sie anfälliger für Infektionen und wirkt darüber hinaus karzinogen[5]);
- keine extrem heißen bzw. extrem kalten Speisen und Getränke oder überwürzten Speisen zu sich nehmen (die ebenfalls die Schleimhäute reizen);
- nicht durch den Mund, sondern durch die Nase atmen (zur Befeuchtung und Erwärmung der Atemluft, um die Stimmlippen nicht auszutrocknen);

---

2   Störungen der Gesangs- und Sängerstimme werden „Dysodie" genannt.
3   Damit sind Maßnahmen gemeint, die der Gesunderhaltung und Leistungsfähigkeit der Stimme dienen.
4   Ein Phoniater ist ein Facharzt für Sprech-, Sprach-, Stimmstörungen und den Schluckakt. Siehe hierzu auch Fußnote 5 in ▶ Abschn. 7.2.
5   Karzinogen = krebserregend.

- gleichmäßig und tief atmen;
- nicht verkrampft sitzen und das Zwerchfell einklemmen;
- eine aufrechte Körperhaltung mit lockeren Schultern einnehmen, die sich positiv auf Atmung und Stimme auswirkt;
- nicht durch die Nase sprechen (eine nasale Stimme ist schlecht verständlich und klingt häufig höher);
- Sprechen bei starkem Umgebungslärm (hoher Geräuschpegel) vermeiden (da dies meistens zu einer Erhöhung der Stimmlautstärke führt; stattdessen deutlich artikulieren und keine Wortendungen verschlucken);
- nicht in falscher Tonlage sprechen und nicht den individuellen Stimmumfang nach oben oder unten überschreiten; zur Schonung der Stimme und zum Schutz vor Heiserkeit in der Indifferenzlage (▶ Abschn. 2.3(a)) sprechen;
- der Stimme Erholungspausen gönnen, wenn sie massiv beansprucht wurde. Das gilt besonders für Personen mit hoher Sprechbelastung. Flüstern vermeiden;
- stimmliche Überforderung grundsätzlich vermeiden;
- viel trinken (nicht koffeinhaltig oder alkoholisch), um Hals und Rachenraum zu befeuchten und die Stimme „geschmeidig" zu halten;
- vor Sprechleistungen die Stimme „anwärmen" („vocal warm-up". Das ist insbesondere für Personen in sprechintensiven Berufen erforderlich), z. B. durch Summen, Brummen, leises An- und Abschwellen eines Tons, Schnauben, lautes Lesen, Trällern, leises und lautes Singen, herzhaftes Gähnen. Derart „vokales Räkeln" öffnet Resonanzräume und entspannt die Stimmmuskulatur. Und je mehr Resonanzräume geöffnet sind, desto größer ist das Klangvolumen;
- sich nicht lange und kräftig räuspern (was durch das willentliche kraftvolle Zusammenschlagen der Stimmlippen ein laryngeales Geräusch produziert, die Stimmgebung anstrengt und damit eine Reizung darstellt, auf die bei ständiger Wiederholung mit vermehrter Schleimproduktion reagiert wird, die die Elastizität der Schwingungsfähigkeit einschränkt und zu mikroskopisch kleinen Verletzungen der Stimmlippen führen kann). Besser: die obere Brustgegend leicht mit den Fingerspitzen abklopfen und dabei summen, dem Bedürfnis, sich zu räuspern durch Trinken entgegenwirken;
- bei Erkältung, entzündlichen Vorgängen oder Heiserkeit die Stimme schonen, aber nicht flüstern;
- zur Vorbeugung von Stimmstörungen bestimmte Sprechtechniken einsetzen.

Eine entspannte, harmonische Stimme wirkt auf das Wohlbefinden zurück.

Literatur

Beyer J (2009) StimmCoaching: Übungen für alle, die Stimme und Sprache täglich professionell einsetzen. Breuer & Wardin, Bergisch-Gladbach (Audio-CD – Audiobook)

Dyckhoff K, Westerhausen T (2007) Stimme: Instrument des Erfolgs. Vom Stimmtraining zum Stimmenergiekonzept. Trainingsbuch mit CD, 7. Aufl. Walhalla, Regensburg

Dyckhoff K, Westerhausen T (2010) Stimme: Das Geheimnis von Charisma. Trainingsbuch mit Audio-CD. Walhalla, Regensburg

Gutzeit SF, Hartweg F (2008) Die Stimme wirkungsvoll einsetzen: Das Stimmpotenzial erfolgreich nutzen, 3. Aufl. Beltz, Weinheim

Hein M (2014) Sprechen wie der Profi: Das interaktive Training für eine gewinnende Stimme. Campus, Frankfurt New York

Literatur

Kals U (2010) Die Stimme macht's. Jeder fünfte Deutsche mag seine Stimme nicht. In FAZ (11. April 2010)

Knie F (2014) Wie bleibe ich bei Stimme? Praktisches Stimmtraining für Lehrerinnen und Lehrer. Auer, Donauwörth

Lauten A (2011) Expresspaket Stimmbildung: So steigern Sie Ihre Stimme. Heragon, Berlin

Lauten A (2012) Die wirkungsvolle Stimme. Gabal, Offenbach

Linklater K, Mertz TM (2005) Die persönliche Stimme entwickeln. Ein ganzheitliches Übungsprogramm zur Befreiung der Stimme. Buch mit Audio-CD, 3. Aufl. E. Reinhardt, München

Loschky E (2009) Gut klingen – gut ankommen: Effektives Stimmtraining mit der Loschky-Methode. Goldmann, München

Loschky E (2010) Mit der Stimme begeistern und überzeugen. Audio-CD – Audiobook. Breuer & Wardin, Bergisch-Gladbach

Neumann K (2014) Stimme gibt Macht – Multidimensionales Stimmtraining und Charisma-Coaching (inkl. CD-Rom). Charmingvoice, Köln

Nollmeyer O (2005) Die souveräne Stimme. Ganzheitliches Sprechtraining mit interaktiver CD-Rom. Gabal, Offenbach

Nusseck M, Richter B, Echternach M, Spahn C (2015) Bei Stimme bleiben. Wie kann ich meine Stimme im Alltag fit halten? Paedagog 1:12–13

Pflichthofer D (2008) „Worte waren ursprünglich Zauber …" Die ästhetische Kraft der Stimme. Musiktherapeutische Umsch 29:240–251

Schulz V (2014) Die Stimme in der antiken Rhetorik. Vandenhoeck & Ruprecht, Göttingen

Tesche B (2012) Stimme und Stimmhygiene. Ein Ratgeber zum Umgang mit der Stimme, 3. Aufl. Schulz-Kirchner, Idstein

Tiggeler N (2014) Die 7 Säulen der Stimme (be-)stimmen: Das Stimmtraining für Ihren persönlichen Erfolg. Profilers Publishing, Bielefeld

Vasiljev JA (2000) „Imagination Bewegung Stimme". Variationen für ein Training. Ondrůšek, Tirschenreuth

Volkmann S (2013) Der kleine Stimmkompass. Lebendig sprechen – punktgenau landen: 21 Impulse für Stimme, Sprechen, Körpersprache Bd. 2. Verlag Silke Volkmann, Potsdam

Die Stimme der Krankheit

Christiane Kiese-Himmel

© Springer-Verlag Berlin Heidelberg 2016
C. Kiese-Himmel, *Körperinstrument Stimme,* DOI 10.1007/978-3-662-49648-0_6

Eine kräftige, resonanzreiche, laute Stimme wird mit Gesundheit assoziiert. Daher reißt ► Kap. 6 den Gedanken an, dass auch das körperliche Befinden eines Menschen durch die Stimme übertragen wird. Die Beziehung zwischen Stimme, Stimmqualität und gesundheitlichen Problemen wird angesprochen. Kursorisch wird darauf eingegangen, dass sich körperliche und seelische Erkrankungen in der Stimme niederschlagen können.

Physiologische Zustände wie Abgeschlagenheit, Müdigkeit, Erschöpfung, Schwäche oder Gehetztsein lassen sich am Stimmklang eines Menschen erkennen, ebenso die Folgen eines hohen Konsums von Alkohol und Nikotin.

Im Vorfeld einer Krankheit können habituelle ungesunde, stimmschädigende Verhaltensweisen an der Stimme festgemacht werden, z. B. habituell exzessiver Genuss von Alkohol („Whisky-Stimme") oder Nikotin, beides sind Zellgifte und gelten als krebserregende Substanz. Die Stimmlippen der Frau sind für Nikotin vulnerabler (Simberg et al. 2015). Doch auch übermäßiger Kaffeegenuss, scharf gewürzte bzw. fettige Speisen oder der regelmäßige Kontakt mit chemischen Reizstoffen am Arbeitsplatz können Vokaltrakt, Kehlkopf und Stimmlippen schädigen (► Kap. 5).

Im Jahre 1990 organisierte der Phoniater Horst Gundermann zum dritten Mal die von ihm begründeten „Kommunikationsmedizinischen Tage" an der von ihm geleiteten Rehabilitationsklinik für Stimm-, Sprach- und Sprechstörungen in Bad Rappenau, in der seit 1982 stationäre Stimmheilkuren durchgeführt werden. Das Rahmenthema lautete „Aktuelle Probleme der Stimmtherapie". Er selbst referierte mit einem über Kreuz gestellten Titel über „Die Krankheit der Stimme – die Stimme der Krankheit". Ein Jahr später folgte ein Buch mit diesem Titel (Gundermann 1991). Dieser Thematik werde ich im Folgenden durch Trennung der syntaktischen Überkreuzstellung in diesem und im ► Kap. 7 nachgehen.

Die Bedeutung von Stimme und Sprechausdruck in der Übermittlung von Emotionen (► Abschn. 4.3.1) wie auch von Stimme und Affektstörungen waren schon ein Thema in der Antike. Hippokrates (460–370 v. Chr.), der berühmteste Arzt dieser Epoche, stellte fest, dass Atmung und Stimme bei gesundheitlichen Problemen oder Krankheit beeinträchtigt sind. Der kranke Mensch zeichnet sich durch eingeschränkte Vitalität aus, die ihren Niederschlag in einer beeinträchtigten Atmung, in einer matten Stimme und in spezifischen Stimmqualitäten (z. B. Nasalität) findet. Atypisches vokales Verhalten kann einem Arzt auch heute noch Anhaltspunkte für seine Hypothesenbildung im diagnostischen Prozess geben. Wenige Beispiele sollen dies illustrieren:

- Nur durch die Sprechstimme sind Hinweise auf Sprechstörungen zu erhalten. Zum Beispiel auf:
  - Artikulationsstörungen durch sprechmotorische Probleme;
  - auf Störungen im Redefluss i. S. eines Stotterns[1] oder Polterns[2], die symptomatologisch wiederum auf andere Erkrankungen verweisen können, oder i. S. einer ausgeprägten Verlangsamung mit vielen Sprechpausen und lang gezogenen Silben (Bradylalie) auf Erkrankungen des Zentralnervensystems (wie multiple Sklerose) oder i. S. eines ununterbrochenen, übermäßig schnellen Sprechens (Logorrhoe) auf Drogengenuss, auf eine neurologische Erkrankung oder auf eine Psychose.

---

1 Primär gekennzeichnet durch situations- (ggf. auch personen-)abhängige Unterbrechungen im Redefluss, Wiederholung von Lauten, Silben Wörtern, Lautdehnungen, Sprechblockaden.

2 Gekennzeichnet durch überstürztes Sprechen, gestörten Sprechrhythmus, undeutliche Artikulation, Silben- und Lautveränderungen (z. B. Auslassung, Ersatz, Verschmelzung), fehlerhaftes Satzmuster, Satzabbrüche, Wiederholungen, vermehrten Einschub von Floskeln.

- Produzieren präverbale Kinder in größerem Ausmaß Silben mit atypischer Phonation, kann das auf eine Autismus-Spektrum-Störung hinweisen.
- Zu lautes Sprechen erzeugt den Verdacht auf persönliche Unsicherheit oder auf eine Innenohr-Schwerhörigkeit; in Abhängigkeit vom Schwerhörigkeitsgrad lassen sich erhöhte Stimmgrundfrequenzwerte feststellen.
- Heiserkeit[3] ist ein Zeichen für viele Erkrankungen (z. B. für eine Atemwegsinfektion, Erkältung, Grippe, Pharyngitis[4], Tonsillitis[5], Laryngitis[6], Allergie, Diphterie). Auch kann sie bei Sodbrennen durch den über die Speiseröhre in die Region hinter dem Kehlkopf und in den Kehlkopf aufsteigenden sauren Magensaft (mit Reizung der Stimmlippen oder gar Schleimhautverätzungen) ein Indiz für Erkrankungen der Magenschleimhaut sein, für einen Befall durch eine bestimmte Bakterienart (Helicobacter pylori-Infektion) oder für eine verborgene Bulimie (Ess-Brechsucht). Ebenso kann sie, wenn sie anhält, auf einen Tumor im Kehlkopfbereich verweisen.
- Eine raue Stimme kann Indikator für eine Zyste in der Schleimhaut der Stimmlippe(n) sein.
- Eine zittrige Stimme deutet möglicherweise auf eine neurologische Bewegungsstörung hin.
- Ein „Kloß" im Hals könnte ein Schilddrüsenproblem anzeigen.
- Langsames, gleichförmiges Sprechen mit einer geringen Stimmintensität und einer tieferen Grundfrequenz (wenig Obertöne im Klangspektrum und Dämpfung aller Sprachakzente) sowie lange Sprechpausen gehören häufig zur Symptomatik einer Depression. Ellgring und Scherer (1996) machten in einer therapeutischen Langzeitstudie Videoaufnahmen von 16 depressiven Patienten im klinischen Gespräch. Bei der digitalen Auswertung zeigten sich mit zunehmender Verbesserung der Stimmung eine Zunahme der Sprechrate und eine Abnahme der Pausendauer.
- Personen mit Morbus Parkinson sprechen leise und monoton, da sich diese neurodegenerative Erkrankung, die bevorzugt im höheren Lebensalter (zwischen dem 50. und 79. Lebensjahr) auftritt, auf die Feinmuskulatur auswirkt. Früher als andere motorische Komponenten ist die Stimme betroffen. Auch ist sie ein sensibler Indikator für das Voranschreiten der Krankheit. Hieran ist z. B. bei der Vorstellung eines älteren Patienten mit verlangsamten Bewegungen zu denken. Männer mit M. Parkinson zeigen eine höhere Grundfrequenz als Frauen, die Aussprache kann „unsauber", verwaschen sein.

Zu hören sind nicht nur drohende oder vorhandene Erkrankungen. Der eingangs erwähnte Horst Gundermann schrieb 1994: „Stimme ist eine lauthafte Biographie. Sie erleidet mit uns Verwundungen, Kränkungen, Zurücksetzungen, die ihre Narben im Ausdruck hinterlassen" (Gundermann 1994, S. 45). Oder wie es die 25-jährige russische Sopranistin Julia Lezhneva kürzlich in einem Interview formulierte: „Alles, was man im Leben mitgemacht hat, schlägt sich in der eigenen Stimme nieder. Man kann es an winzigen klanglichen Nuancen hören" (Lezhneva 2016).

---

3   Heiserkeit gilt als chronisch, wenn sie drei Monate und länger besteht.
4   Rachenentzündung.
5   Mandelentzündung.
6   Kehlkopfentzündung.

Literatur

Ellgring H, Scherer KR (1996) Vocal indicators of mood change in depression. J Nonverbal Behav 20:83–110

Gundermann H (1991) Die Krankheit der Stimme – die Stimme der Krankheit. Fischer, Stuttgart

Gundermann H (1994) Phänomen Stimme. E. Reinhardt, München, Basel

Lezhneva J (2015) Interview. „Die Stimme ist der Klang der Seele". https://www.br-klassik.de/aktuell/news-kritik/julia-lezhneva-barockmusik100.html. Zugegriffen: 24. März 2016

Simberg S, Udd H, Santtila P (2015) Gender differences in the prevalence of vocal symptoms in smokers. J Voice 29:588–591

Die Krankheit der Stimme (Stimmstörungen)

Christiane Kiese-Himmel

© Springer-Verlag Berlin Heidelberg 2016
C. Kiese-Himmel, *Körperinstrument Stimme*, DOI 10.1007/978-3-662-49648-0_7

Die Stimme ist eine sensible Organfunktion, die besonders störanfällig ist. Temporäre Fehlfunktionen der Stimme werden von klinischen Störungen der Stimme (Dysphonien) unterschieden. ▶ Kap. 7 widmet sich den Stimmstörungen. Deren multifaktorielle Genese wird betont, Symptomatik, Diagnostik sowie direkte und indirekte therapeutische Interventionen werden angerissen. Es wird auf die sog. „funktionelle Dysphonie", ein komplexes biopsychosoziales Geschehen, näher eingegangen und diese unter dem Vorzeichen der „berufsbedingten Dysphonie" vorgestellt. Personen in sprechintensiven Berufen können einer Stimmstörung vorbeugen, z. B. durch ein individuelles Stimmtraining die Belastbarkeit ihrer Stimme stärken. Aber auch im therapeutischen Kontext dürfen Vorsorge sowie Nachsorge grundsätzlich nicht vernachlässigt werden.

7.1   Unterscheidung von temporären Fehlfunktionen der Stimme und gestörter Stimme

■ **Temporäre Fehlfunktionen**

An der Stimmgebung ist eine Vielzahl von Muskeln beteiligt, bei deren Zusammenwirken es einer perfekten Feinabstimmung bedarf. Stress, der die Atemfrequenz und den Spannungszustand der gesamten Körpermuskulatur (somit auch der Kehlkopfmuskulatur) erhöht, kann die muskuläre Feinabstimmung stören. Bei Verspannungen des Stimmapparats und der Artikulationswerkzeuge ist der Anteil schwingender Resonanzräume, also der Räume mit einer oder mehreren Resonanzfrequenzen im Vokaltrakt, in denen sich die Schwingungen ausbreiten und verstärken, verringert; die Stimme hat keine Tragweite. Dies kann passieren, wenn sich ein Mensch in einem starken gefühlsbetonten Zustand (bzw. auch in einer subjektiv relevanten sozialen Situation) befindet oder diesen zu unterdrücken versucht. Zum Beispiel können dann vokale Reflexe wie Husten und Hüsteln den Stimmklang zurückdrängen. Es kann Räuspern[1] auftreten, die Stimme kann zittern, sich „überschlagen", oder – im Extremfall – sogar kurz wegbleiben. Wenn man authentisch sein will, muss man also akzeptieren, dass die Stimme nicht immer in gewohnter Weise „gehorcht" (Stengel und Strauch 2005). Eine solche punktuelle Fehlfunktion hat noch keinen Krankheitswert. Die deutsche Sprache trägt der Beziehung zwischen Larynx und Psyche sowie der Stimme als sensiblen Indikator für psychische Irritationen durch bestimmte Redewendungen Rechnung: „Es schnürte mir die Kehle zu"; „es verschlug mir die Stimme"; „da blieb mir der Ton (das Wort) im Hals stecken"; „ich habe einen Frosch im Hals".

Die monatlichen Hormonschwankungen der Frau können in der Zeit vor bzw. um den Zeitpunkt des Eisprungs die stimmliche Leistungsfähigkeit beeinträchtigen (vorübergehende Symptome entstehen durch Wassereinlagerungen in den Stimmlippen oder unvollständigen Stimmlippenschluss). Während einer Schwangerschaft können ähnliche Effekte auftreten.

Bestehen vorübergehende Behinderungen im Nasenrachenraum, z. B. durch einen Schnupfen, kann der Luftstrom nicht durch die Nase entweichen; der Stimmklang wird verändert. Dann liegt ein „geschlossenes Näseln" (**Rhinophonie**) vor. Im Gegensatz hierzu ist die Nasenresonanz beim „offenen Näseln" stark an der Bildung des Stimmklangs beteiligt. Der tönende Luftstrom entweicht durch die Nase („nasaler Durchschlag"), weil der Nasenraum nicht lückenlos durch das Gaumensegel abgeschlossen wird. Für das „offene Näseln" gibt es mehrere organische und funktionelle Ursachen. Auf diese wird hier nicht eingegangen. Eine temporäre Fehlfunktion im Sinne eines offenen Näselns kann als Schonhaltung nach operativer Entfernung

---

1   Hierbei handelt es sich um eine laryngeale Reaktion auf vermehrte Schleimbildung im Kehlkopf und den Versuch, den kratzigen Stimmklang zu beheben.

von vergrößerten Rachenmandeln vorkommen. Generell ist durch Näseln die Lautbildung in unerwünschter Weise beeinflusst.

Menschen, die allein leben und keine Gesprächspartner haben, etwa alte, vereinsamte Personen, zeigen beim Sprechen nach längerem Schweigen eine „belegte" Stimme, ähnlich wie nach dem Erwachen am Morgen.

Pendelt sich in der Pubertät das Zusammenspiel der Muskulatur nicht ein und misslingt die neuronale Steuerung der größeren Stimmlippenstrukturen, gelingt der Stimmwechsel nicht und es kann zu sog. „**Stimmbruchsymptomen**" kommen.

- **Stimmstörungen**

Sind Stimmbruchssymptome besonders ausgeprägt und halten jahrelang an, liegt eine „**Mutationsstörung**" der Stimme vor. Sie kann verschiedene Manifestationsformen haben, z. B.: unvollständige Mutation (die Stimme sinkt bei Jungen nur wenig ab; eine maskuline Stimmlage wird nicht erreicht), Mutationsfistelstimme (die Stimme ist zu hoch), persistierende Kinderstimme. Für solche funktionalen Fehlleistungen werden – insbesondere aus psychoanalytischer Perspektive – auch psychosoziale und familiäre Faktoren verantwortlich gemacht wie eine zu starke Mutterbindung, eine ausgeprägte Abneigung gegenüber dem Vater oder gar dessen Ablehnung, Angst vor dem Erwachsenwerden, Probleme mit der Rollenidentifikation als Mann. Solche Faktoren unterstreichen die in ▶ Kap. 3 erläuterte entwicklungspsychologische Bedeutung der Stimme. Die Stimme der Frau kann ebenfalls durch eine unvollständige Mutation beeinträchtigt werden; sie klingt dann hoch und ist modulationsarm. Nach Waldersee (2012) kündet die hohe Stimme erwachsener Frauen von deren seelischen Belastungen und subjektiven Leiden, signalisiert im Einzelfall verdeckte Gewalt (z. B. Missbrauch) und ist möglicherweise sogar ein Symptom für das Erleben der immer noch fehlenden Gleichberechtigung der Frau in der Gesellschaft mit ihrem doppelten Lebensentwurf in Berufstätigkeit und Familie. Mit ansteigender Abweichung von der mittleren Sprechstimmlage wird die Stimme zunehmend stark belastet, was durchaus stimmschädigend sein kann. Können die Stimmlippen nicht mehr frei schwingen, ist der Stimmklang gestört (kratzig, heiser, rau, brüchig) oder Stimme vermag gar nicht mehr gebildet zu werden. Dann liegt eine **Stimmstörung** vor. Im Laufe des Lebens ist ca. ein Drittel der Menschen hiervon betroffen (Roy et al. 2005). Stimmstörungen mit Krankheitswert (Dysphonien), die durch Einschränkungen in der Stimmbildung und einen gestörten Stimmklang imponieren, werden grob unterteilt in *primär organische* und in *funktionelle* Stimmstörungen. Funktionelle Stimmstörungen haben eine organmedizinisch nicht hinreichend erklärbare Symptomatik (nach Böhme 2004: „Dyskoordination im Bewegungsablauf des Phonationsapparats").

Primär organische Stimmstörungen können bedingt sein durch:

- akute, lokal entzündliche oder allergische Vorgänge,
- gut- oder bösartige morphologische Veränderungen im Kehlkopf,
- hormonelle Einflüsse; medikamentös induzierte Prozesse; Bestrahlung,
- Schädigung der Stimmlippen in Folge von Langzeitintubation (Beatmung),
- degenerative Veränderungen der Wirbelsäule; Bandscheibenoperation,
- Unfälle mit Beteiligung des Kehlkopfs; Mikroverletzungen nach Operationen mit Intubationsnarkose[2].

Es existieren auch Zwischenformen (funktionelle Phonationsverdickungen) und Mischformen. Eine primär organische Stimmstörung kann psychische Beschwerden bedingen und eine

---

2   Bei einer Vollnarkose wird ein Beatmungsschlauch (Tubus) durch den Mund in die Luftröhre eingeführt.

funktionelle Stimmstörung kann in einer sekundär-organischen Manifestation münden – eine typische somatopsychische bzw. psychosomatische Wechselwirkung.

Der Begriff „funktionelle Stimmstörung" ist insofern unpräzis, da er aus dem Ausschluss organmedizinischer Ursachen resultiert und jede Stimmstörung – unabhängig von ihrer Ursache – eine Funktionsstörung der Stimme ist. Diese terminologische Unzulänglichkeit ist seit mindestens 25 Jahren ein zentrales Thema in der Stimmpathologie. Korrekt ist es daher, zunächst einmal nur von einer Phonations- oder Stimmfunktionsstörung zu sprechen, und diese im nächsten Schritt ursächlich (ätiologisch) eindeutig zu bestimmen.

Bei einer Stimmstörung handelt es sich stets um ein komplexes Geschehen, an dem meistens mehrere Faktoren Symptom auslösend, Symptom aufrechterhaltend und/oder Symptom verstärkend beteiligt sind. Der Psychologe Jürgen Abresch (1988) spricht von einer „Stimmstörung als Krisenvertonung". Ätiologisch scheinen externe Faktoren eine erhebliche Rolle zu spielen. Trennscharfe Zuordnungen von Stimmfunktionsstörungen aus dem aktuellen klinischen Bild zu einer diagnostischen Kategorie sind oft schwierig. Der Krankheitswert hängt zudem vom Ausmaß der Symptomatik ab sowie der Auswirkung auf die allgemeine Befindlichkeit („Leidensdruck") und auf das Arbeits- und Berufsleben.

7.2   Zur Symptomatik und zur klinischen Sprechstimmdiagnostik im Allgemeinen

Das Leitsymptom einer Stimmstörung ist „**Heiserkeit**", sofern sie nicht reversibel ist, da in der Kunst (reversible) heisere Stimmeffekte als Ausdrucksmittel durchaus gebräuchlich sind. Sie ist leicht hörbar. Es gibt viele Gründe für Heiserkeit. Eine Heiserkeit, die länger als zwei Wochen anhält, ist unbedingt fachärztlich zu untersuchen, und sie sollte immer differenzialdiagnostisch abgeklärt werden (z. B. Mau 2010; Voigt-Zimmermann et al. 2014). Zur Beurteilung von Heiserkeit als laryngeale Stimmauffälligkeit existieren Klassifikationsskalen. Heiserkeit ist auch bei Kindern anzutreffen. Gemäß einer neuen Studie (Kallvik et al. 2015) beträgt die Prävalenz[3] für 6- bis 10-jährige Schulkinder 12 % (Jungen: 15,8 %; Mädchen: 7,8 %).

Neben Heiserkeit klagen stimmgestörte Personen häufig über einen trockenen Mund, zervikale[4] Missempfindungen und laryngeale wie Kratzen, Brennen, Kloß- oder Globusgefühl (zu letztgenanntem siehe z. B. Kiese-Himmel 2010). Dazu werden Beschwerden wie Atemnot, Reizhusten, Sprechanstrengung, die geringe Belastbarkeit der Stimme bis hin zum Stimmversagen, reduziertes Allgemeinbefinden, Stress durch lebensbelastende Ereignisse, eingeschränkte Lebensqualität, Angst oder Depressivität berichtet. Insbesondere bei Frauen wird im subjektiv erlebtem Stress ein Risikofaktor für eine Stimmstörung gesehen (z. B. Holmqvist et al. 2013). Eine hohe individuelle Variabilität in der Bewertung von Umweltreizen verweist darauf, dass eher die individuelle Vulnerabilität für bestimmte Stressoren als die Stressoren selbst ausschlaggebend ist. Mittels standardisierter stimmbezogener Selbsteinschätzungsbögen, z. B. durch den „Voice Handicap Index" (VHI; Nawka et al. 2003, 2009) bzw. seinen Kurzformen, ist weitere Information von einem Patienten erhältlich, etwa, ob ein Zusammenhang von vokalen und psychosozialen Problemen besteht und falls ja, wie ausgeprägt dieser ist. Eine frei zugängliche digitale Version des VHI liegt von Herbst et al. (2015) vor. Seit kurzem existiert ein Fragebogen zur Erfassung des stimmlichen Selbstkonzepts (FESS; Nusseck et al. 2015), der bei stimmdia-

---

3   Häufigkeit eines Symptoms (oder einer Krankheit) in der Bevölkerung oder in einer definierten Gruppe zu einem bestimmten Zeitpunkt.

4   im Nacken bzw. Bereich der Halswirbelsäule.

gnostischen Untersuchungen Anwendung findet. Mittels 17 Items wird nach der „Beziehung zur eigenen Stimme" gefragt (u. a.: „Ich mag meine Stimme"), der „Bewusstheit im Umgang mit der eigenen Stimme" (u. a.: „Es ist mir wichtig, wie meine Stimme auf andere wirkt") sowie nach „Stimme und Emotion" (u. a.: „Stressige Situationen schlagen sich auch auf meine Stimme nieder"). Eine solche subjektive Beurteilung aus Patientensicht ist durch Befunde aus einer multidimensionalen klinischen Untersuchung zu ergänzen.

Für die fachärztliche Diagnose einer gestörten Stimme, die **Stimmdiagnose**, werden störungsspezifische Informationen eines Patienten zum ersten Auftreten seiner Stimmbeschwerden, deren inhaltlichen Merkmalen, Häufigkeit und Veränderlichkeit benötigt. Diese werden in der Anamnese erhoben, einem Arzt-Patienten-Gespräch zur medizinischen Vorgeschichte und umfassenden Phänomenbeschreibung. Die professionelle Stimmdiagnostik durch den Stimmfacharzt (Phoniater[5]) ist weit mehr als eine auditiv-perzeptive Beurteilung der Stimmqualität eines Patienten (z.B. Ptok et al. 2006), die im Wesentlichen über Merkmale des Stimmklangs, der Hyperfunktionalität, Hypofunktionalität (zu diesen Kategorien siehe in ▶ Abschn. 7.3), der Stimmeinsätze und Stimmansätze (wie „weich"; „fest"; „hart") sowie der Tonhaltedauer und des Schwelltonvermögens erfolgt. In Deutschland wird hierzu das sog. RBH-System (Rauigkeit; Behauchtheit; Heiserkeit) mit Beurteilung des Schweregrads verwendet (Nawka et al. 1994). Die umfangreiche Diagnostik besteht u.a. aus:

- äußerer Kehlkopfinspektion mit Betasten von Hals und Kehlkopf (in Ruhe, bei Phonation, beim Schlucken);
- aerodynamischen Messungen;
- Untersuchungen des stimmbildenden Apparats durch indirekte Laryngoskopie mit dem Kehlkopfspiegel oder der Lupenlaryngoskopie; Visualisierung von Stimmlippenschwingungen durch Stroboskopie/Videostroboskopie zur Beurteilung der Stimmlippenfunktion und Elektroglottographie, um die Kehlkopfaktivität, den Verlauf der Stimmlippenschwingungen beim Sprechen darzustellen;
- objektiven computergestützten Stimmschallanalysen und akustischen Analysemethoden (z. B. Spektrografie); Erhebung eines Sprechstimmumfangprofils (Stimmfeldmessung) und Stimmbelastungstests, um die Leistungsgrenzen des Stimmapparats festzustellen[6];
- der Bildung eines Index anhand verschiedener Stimmparameter zur Beschreibung der Stimmqualität.

Stimmstörungssymptome können zu Störungen der eigenen emotionalen Befindlichkeit führen und ebenfalls zu Störungen in sozialen Beziehungen. Daher hat die Stimmdiagnostik ganzheitlich zu erfolgen. Die Stimmdiagnostik an dieser Stelle weiter auszuführen, übersteigt den Rahmen des vorliegenden Bandes. Einen weiterführenden Einblick ermöglichen einschlägige Fachartikel und Lehrbücher (z. B. Nawka und Wirth 2007; Minnema & Stoll 2008; Barsties 2012; Barsties & Maryn 2012; Schneider-Stickler und Bigenzahn 2013; Brockmann-Bauser und Bohlender 2014). Aus psychologischem Blickwinkel sei an dieser Stelle angemerkt, dass die Stimmdiagnostik bei Sängern mit ihrer erheblichen psychisch-physischen Beanspruchung große Erfahrung wie auch Feinfühligkeit im Umgang mit dieser speziellen Berufsgruppe erfordert.

---

5 Genauer: Facharzt für Phoniatrie und Pädaudiologie (Facharzt für Sprach-, Stimm-, und kindliche Hörstörungen) seit dem Jahr 1992. Die Fachbezeichnung „Phoniatrie" für das Fachgebiet „medizinische Stimm- und Sprachheilkunde" wurde 1920 von Hugo Stern eingeführt, nachdem das Fach inhaltlich durch die Habilitation von Hermann Gutzmann sen. (siehe auch in ▶ Kap. 1) 1905 begründet wurde.

6 Messung von 4 Sprechintensitäten mit dem Vokal „a": leisestes Sprechen; Gesprächslautstärke; Vortragslautstärke; Rufstimme – bei Einhaltung eines Mindestgeräuschpegels in der Umgebung und eines definierten Mund-Mikrofonabstands.

Grundsätzlich stellt sich die Frage nach vorbeugenden Maßnahmen („Prävention"). Die Ergebnisse zu präventiven Interventionen sind gemischt. Während sich in einer aktuellen Studie vokalhygienische Trainingsmaßnahmen als effektiv erwiesen (Richter et al. 2015), war ein systematisches Review mit Metaanalysen, das empirische Studien bis einschließlich 2006 einschloss, noch zu der gegenteiligen Aussage gekommen (Ruotsalainen et al. 2008). Stimmtraining – so ein weiteres systematisches Literatur-Review aus dem Jahre 2011 (Hazlett et al. 2011) – verbessert nicht zwangsläufig die Stimmqualität von Personen in sprechintensiven Berufen, wenngleich in einigen Studien eine bessere Stimmqualität sowie Wissen und Bewusstheit im Umgang mit der eigenen Stimme nachgewiesen wurden. Im Folgenden wird (wegen der zum Verständnis erforderlichen medizinischen Kenntnisse) nicht auf die eingangs erwähnten primär organischen Stimmstörungen eingegangen, sondern ein Blick auf die sog. funktionellen Stimmstörungen geworfen.

7.3   Funktionelle Stimmstörungen

Die Attribution „funktionell" ist, wie bereits gegen Ende von ▶ Abschn. 7.1 erwähnt, umstritten, weil sie zweifach zu verstehen ist: sowohl ätiologisch als auch symptomatisch. Noch einmal: Jede Stimmstörung ist – unabhängig von ihrer Genese – eine Funktionsstörung der Stimme. Insofern ist die Ätiologie einer funktionellen Dysphonie vielfältig; eine „funktionelle Stimmstörung" im Sinne einer nicht organischen Funktionsstörung bei unauffälligem Kehlkopfbefund birgt eine Vielzahl an ätiologischen Möglichkeiten und hat multiple psychosoziale Implikationen (z. B. Deary und Miller 2011).

Die typische Symptomatik „funktioneller Stimmstörungen" ist eine Hypofunktion („hypofunktionelle Dysphonie") oder eine Hyperfunktion („hyperfunktionelle Dysphonie") der an der Stimmgebung beteiligten Muskulatur mit veränderter Stimmlippenspannung. Doch diese Einteilung ist nicht immer eindeutig. Auch können sich hypo- und hyperfunktionelle Symptome verändern, weswegen diese beiden Kategorien nicht sehr streng gehandhabt werden sollten (Schneider-Stickler und Bigenzahn 2013). Eine **hypofunktionelle Dysphonie** fällt durch eine tendenziell flache Atmung, eine erniedrigte Muskelspannung, einen kraftlosen, matten Stimmklang sowie durch eine reduzierte Stimmleistung mit geringer bis fehlender Steigerungsfähigkeit auf. Die **hyperfunktionelle Dysphonie** imponiert durch übermäßige Anspannung der Hals-, Phonations- und Artikulationsmuskulatur sowie Stimmfehlbelastung mit in Folge dessen eingeschränkter stimmlicher Belastbarkeit (Stimmumfang und Dynamikbreite). Der Stimmklang ist gepresst, knarrend oder rau, die Sprechstimmlage häufig erhöht. Der Sprecher versucht der Diskrepanz zwischen der eigenen Stimmleistung und den gestellten stimmlichen Anforderungen durch vermehrten Kraftaufwand entgegenzutreten. Letztgenannter Stimmstörungstyp ist häufiger anzutreffen, doch die typische hypo- bzw. hyperfunktionelle Dysphonie ist eher selten. Es gibt gemischte Symptombilder sowie nach Jahren der Symptomstabilität auch die Möglichkeit des Übergangs einer Hyperfunktion in eine Hypofunktion. Wesentlich ist festzustellen, wo (glottisch, supraglottisch) und wann die funktionelle Dysphonie im Phonationsablauf auftritt.

Sonderformen der funktionellen Dysphonie sind die **„psychogene" Dysphonie** bzw. **„psychogene Aphonie"** [7]. Insbesondere in der „funktionellen Aphonie" (Tonlosigkeit der Stimme, lediglich geräuschhafte Phonation), die i. d. R. plötzlich eintritt, wird ein psychogenes Krankheitsbild gesehen, weil sie einen nicht organmedizinisch zu begründenden Verlust der Kontrolle

---

7   Gemäß der „International Classification of Diseases" ICD-10 Kap. V (World Health Organization WHO, 2013) sind diese Störungsbilder unter F44.4 = Dissoziative Bewegungsstörungen kodiert.

über die eigene Stimme darstellt – zuweilen sogar mit psychiatrischer Komorbidität (z. B. Baker 1998). Insofern ist die fehlende Stimme eines Patienten eloquent.

Nach einer umfassenden fachärztlichen (phoniatrischen) Untersuchung des Stimmapparats einschließlich Stimmfunktionsdiagnostik – zur Analyse und Bewertung der Stimme stehen digitale Bildanalysen und verschiedene computergestützte elektroakustische Methoden zur Verfügung, die die Leistung der Stimme multiparametrisch messen (▶ Abschn. 7.2) – ist die Bedeutung der gestörten Stimme für den Patienten zu hinterfragen (z. B. für seine Geschlechtsidentität, für seine Selbstidentifikation, für seine Lebensqualität, für seine berufliche Situation). Hierzu sind Vertreter anderer Fachgebiete hinzuziehen: vor allem Spezialisten aus der Psychosozialen und Psychosomatischen Medizin, der Soziopsychosomatik, Verhaltensmedizin, Psychiatrie oder Klinischen Psychologie. Diese Fachgebiete verfügen über theoretische Konzepte bezüglich der Entstehung und Aufrechterhaltung von Störungen (z. B. psychophysiologische Stressmodelle; Modell der Konversion; Hypochondrie-Theorie; kognitiv-behaviorale Theorie der Belastungsverarbeitung; systemtheoretisch fundierte Modelle), um sog. „somatoforme Störungen"[8], also medizinisch ungeklärte körperliche Symptome, wie es bspw. eine Stimmstörung sein kann, zu verstehen. Im Symptom „gestörte Stimme" wird in psychosomatischer Perspektive ein unbewusster, vorläufiger Lösungs- bzw. Kompensationsversuch des Individuums zur Bewältigung eines inneren Konflikts gesehen – nach Auffassung der Psychologischen Psychotherapeutin Rita Hasan (2012) ein „psychosomatisches Symptom als verleiblichte Konfliktreaktion" – meistens mit fehlender Einsicht oder gar Leugnung eines psychischen Konflikts, doch sekundärem Krankheitsgewinn. Die o. g. Fachgebiete verfügen über Instrumente, um somatoforme Störungen zu diagnostizieren sowie auf die diagnostischen Instrumente bezogene Konzepte zur Indikation einer Behandlung („Indikationskriterien"). Überdies haben sie die Möglichkeiten zur Bewältigung der Störung und ihrer Folgen („Coping") im Blick. Völlig unzureichend ist es daher, eine diagnostisch bestätigte Stimmstörung ohne organmedizinische Ursachen im Ausschlussverfahren als „funktionell" zu bezeichnen. Unbedingt gilt es, sie aus dem Status der Ausschlussdiagnose herauszuführen und einen ggf. vorhandenen Krankheitsgewinn zu erkennen. Klinisch-psychologische Bausteine in der Diagnostik „funktioneller Dysphonien" sind z. B. einer Übersichtsarbeit von Kiese-Himmel (2015) zu entnehmen.

7.3.1 Berufsbedingte Stimmstörung (Berufsdysphonie)

Stimme und Sprechen sind sehr wichtige, wenn nicht sogar die wichtigsten, instrumentellen Arbeitsressourcen eines Lehrers oder institutionellen Erziehers in nicht-schulischen Kinderbetreuungseinrichtungen, also von Angehörigen eines Sprechberufs[9]. Bei Lehrern, unter ihnen besonders bei Frauen[10], treten in Folge hoher zeitlicher Unterrichtsbelastung und langer

---

8　Mit der Überarbeitung des Diagnostischen Krankheitsklassifikationssystem für psychische Störungen, DSM-IV, der amerikanischen Psychiatervereinigung (American Psychiatric Association; nun DSM-V; 2013) wurde die Diagnosegruppe „Somatoforme Störungen" neu konzipiert. Als obligates Diagnosekriterium sind psychische Kriterien wie kognitiv-emotionale und Verhaltensmerkmale im Umgang mit dem körperlichen Symptom festgelegt. Eine Revision ist auch für die Internationale Statistische Klassifikation von Krankheiten und verwandten Gesundheitsproblemen der WHO, ICD-11, geplant.

9　Ein **Sprechberuf** ist ein Beruf, in dem überdurchschnittlich viel gesprochen werden muss, die berufsbedingte Stimmbelastung also hoch ist.

10　In den Niederlanden bleiben weibliche Lehrer wegen Stimmproblemen häufiger von der Arbeit fern als ihre männlichen Kollegen.

Sprechdauer häufig Verspannungen im Bereich der Stimmlippen auf. Fortwährende Reizung der Stimmlippen durch Überanstrengung und ggf. andere stimmmissbräuchliche Gewohnheiten führen zu Stimmfunktionsstörungen, was von den Betroffenen als sehr belastend erlebt wird (Mattiske et al. 1998; Angellilo et al. 2009; Cantor Cutiva et al. 2013; Richter und Echternach 2010; Nusseck et al. 2014). Solche werden als **„berufsbedingte Stimmstörungen"**, Berufs- oder auch „professionelle Dysphonie" bezeichnet. Die genannten Berufsgruppen müssen oft und anhaltend mit erhöhter Lautstärke gegen einen Lärmpegel ansprechen – der mittlere Schallpegel in Kindertageseinrichtungen bzw. in Klassenräumen beläuft sich auf ca. 60 bis 87 Dezibel – und teilweise noch unter ungünstigen raumakustischen Bedingungen wie trockener Luft, ohne dass sie in ihrer Ausbildung auf die hohe Stimmbeanspruchung praktisch vorbereitet wurden. Mit widrigen akustischen Kommunikationsbedingungen (Lärm, Hall, lange Nachhallzeiten, große Distanzen) sind besonders Sportlehrkräfte in Hallen konfrontiert (auch Aerobic- oder Rap-Dance-Lehrer, die ihre Anweisungen synchron zur basslastigen Musik plus dem bewegungsbedingten Geräuschaufkommen verbalisieren, oder Fußballtrainer, die viel rufen, über die Länge des Fußballfelds verstanden werden wollen und hierdurch ihre Stimme überstrapazieren).

An der Entwicklung einer Berufsdysphonie können weitere Faktoren aus ganz verschiedenen Bereichen beteiligt sein und interagieren. So kann jemand eine konstitutionelle Stimmschwäche haben und es traten bereits während der Ausbildung Stimmprobleme auf. Simberg et al. (2000) zeigten in einer epidemiologischen Studie[11], dass ein klinisch relevanter Anteil von Lehramtsstudierenden (19 %) bereits eine Stimmfunktionsstörung (infolge gutartiger morphologischer Kehlkopfveränderungen) in der Ausbildung aufwies. Jeder fünfte Studierende berichtete, im Jahr vor der Untersuchung an zwei oder mehreren verschiedenen Stimmsymptomen gelitten zu haben. Neben der Stimmbelastung in der Schule bestehen eventuell psychosoziale Probleme im privaten Bereich. Auch können private vokale Belastungen vorliegen, sei es durch eigene Kinder oder durch vereinsgebundene Stimmbeanspruchung in der Freizeit. Möglicherweise existiert auch eine familiäre Vorgeschichte hinsichtlich Stimmstörungen.

Meuret et al. (2015) stellten in einer multizentrischen Studie fest, dass Lehrer ein 1.6-fach erhöhtes Risiko haben, an einer berufsbedingten Stimmstörung zu erkranken, wenn sie während ihrer Studiums keine stimmlich-sprecherische Schulung in Theorie und Praxis erhalten. Nicht nur ein höheres Lebensalter, sondern auch die Unterrichtung an Grundschulen stellt einen deutlichen Risikofaktor dar. Lehramtsstudierende, die vor Beginn ihres Studiums eine Stimmtauglichkeitsuntersuchung[12] durchliefen und hiernach eine gezielte Ausbildung zu einer physiologisch effektiven Stimme zur Vermeidung von Stimmüberlastungen und etwaigen Stimmschäden erhielten, hatten weniger oder gar keine Stimmprobleme im Vergleich zu denen ohne stimmlich-sprecherische Schulung. Ideal ist ein berufsbegleitendes Training der Sprechstimme von Lehrern (z. B. Amon 2009; Gutzeit und Neubauer 2013). Quantität und Qualität von stimmlich-sprecherischer Beratung und Schulung für Lehramtsstudierende divergieren jedoch in den deutschen Bundesländern erheblich (Voigt-Zimmermann 2010), was nicht nur von Nachteil für einen dauerhaft ungestörten „Stimmbetrieb" ist, sondern auch für das Ansehen und die Durchsetzungskraft einer Lehrperson.

Das Risiko, an einer Stimmstörung zu erkranken, steigt mit der Zahl der Berufsjahre (z. B. Vilkman 2000, 2004) und kann im Extremfall zur Berufsunfähigkeit zu führen. Dies ist aber

---

11   Das ist eine Studienform, um die Häufigkeit, Verbreitung bzw. Verteilung einer Störung oder Erkrankung festzustellen.

12   Für einen Stimmberuf ist eine Person voll tauglich, wenn sie keine laryngealen Auffälligkeiten und keine Artikulationsfehler aufweist, über eine gut steigerungsfähige Stimme mit maximalen Schalldruckpegeln über 90 dB verfügt sowie über einen Tonhöhenumfang der Singstimme von mindestens zwei Oktaven mit guter Belastbarkeit (Schneider-Stickler und Bigenzahn 2013).

keine zwangsläufige Entwicklung, denn intensive Stimmaktivitäten sind bei richtigem Gebrauch der Stimme sowie bei Vorbereitung auf die stimmlichen Anforderungen durch stimmlich-sprecherische Schulung in der Ausbildung (inkl. ggf. medizinischer Betreuung) nicht schädlich. So ist z. B. bekannt, dass vokale Aufwärmübungen die Stimmqualität angehender Sprachtherapeuten steigern (van Lierde et al. 2011). Schneider und Bigenzahn sehen aufgrund ihrer stimmfachärztlichen Untersuchungsbefunde an weiblichen Lehramtsstudierenden im Alter von 17 bis 41 Jahren die Notwendigkeit der Prävention späterer Stimmstörungen (Schneider und Bigenzahn 2005a) und zeigen, dass durch ein intensives logopädisches Stimmtraining eine konstitutionelle Stimmschwäche zu überwinden ist (Schneider und Bigenzahn 2005b). Die Bedeutung und die Notwendigkeit eines adäquaten Stimmtrainings für Lehramtsstudierende, vor allem für weibliche, wurden in den letzten 10 Jahren auch wiederholt von dem niederländischen Logopäden Piet G.C. Kooijman betont (Kooijman et al. 2006). Eine prospektive[13], randomisierte, kontrollierte Studie an Lehramtsstudierenden unterstützt die Vermutung eines präventiven Effekts von Stimmschulung (Ohlsson et al. 2015). Richter et al. (2015) haben Modelle zur Prävention der Lehrerstimme entwickelt. Allein die Berücksichtigung von Stimmhygiene (▶ Kap. 5) und Verhaltensmodifikation durch Selbstinstruktion kann bereits hilfreich sein, wie eine US-amerikanische Studie mit Musiklehrern an staatlichen Schulen zeigte (Hackworth 2007).

Grundsätzlich haben nicht nur Lehrer ein hohes Stimmstörungsrisiko, sondern generell Angehörige in sprech- und stimmintensiven Berufen bzw. in stimmlichen Höchstleistungsberufen (z. B. Rundfunk-, Nachrichtensprecher, Synchronsprecher/ Dolmetscher, Kundenberater in Call-Centern, Animateure in Freizeiteinrichtungen, Pfarrer, Militärangehörige, Politiker, Verkäufer) sowie sog. „elite vocal performers" (Sänger, Schauspieler). Insbesondere trifft das für Frauen in Sprechberufen zu, traditionell im Erziehungsbereich in Kindertagesstätten beschäftigt.

7.4 Zur Therapie der gestörten Stimme im Allgemeinen

Eine Therapie zur Behebung einer fachärztlich diagnostizierten Stimmstörung ist möglichst umgehend einzuleiten, um einer Fixierung des Patienten auf seine Stimmsymptomatik entgegenzuwirken. Ausgangspunkt hierfür sind die in ▶ Abschn. 7.2 genannten subjektiven und objektiven Untersuchungsverfahren. Im akuten Fall kann „Stimmschonung" und „Stimmruhe" die erste therapeutische Maßnahme sein. Durch eine strukturierte übende Stimmtherapie, von Logopäden oder Stimmtherapeuten nach fachärztlicher Verordnung auf der Grundlage der Heilmittel-Richtlinie ausgeführt, sollen die stimmliche Leistungsfähigkeit und Belastbarkeit der Stimme wiederhergestellt (oder erhalten) werden und damit auch die Freude an der eigenen Stimme. Der genannte therapeutische Personenkreis hat in seiner Ausbildung ein hohes Maß an Selbsterfahrung mit der eigenen Stimme gewonnen, weil in einer Therapie die Stimme des Therapeuten für den Patienten Vorbildfunktion hat.

Einstieg in das Therapiegeschehen sind Informationen zur Phonation, Hygiene des Stimmapparats (▶ Kap. 5) und zur Stimmgesundheit im Allgemeinen. Therapeutische Feinziele sind der Aufbau einer physiologischen, leistungsfähigen Stimmfunktion, einer natürlichen, resonanzreichen, klaren Stimme (d. h. ohne Nebengeräusche) mit weichem Stimmeinsatz und war-

---

13 Eine *prospektive* Studie ist (im Gegensatz zu einer retrospektiven Studie) auf die Zukunft gerichtet. Erst ab Untersuchungsbeginn werden Daten zur Bearbeitung einer Fragestellung erhoben (im Gegensatz zur retrospektiven Studie, bei der die Daten schon vorliegen).

mem, festem Klang, Steigerungsfähigkeit bzgl. der Lautstärke sowie hoher Modulationsbreite. Hierzu sind verschiedene Therapiebausteine zu berücksichtigen:

- Arbeit an der Atmung, Training der Sprechatmung;
- Training des Stimmapparats und der an der Stimmbildung beteiligten Muskulatur;
- Arbeit an Körperspannung, Körperhaltung, evtl. auch Stärkung der Haltungsmuskulatur, Ausbildung von Körperbewusstsein; Aufbau bzw. Verbesserung der Körper-, insbesondere der auditiven Wahrnehmung;
- Kennenlernen der eigenen Stimme, ihres Klangs und ihrer Indifferenzlage;
- Koordination von Atmung und Stimmgebung, Resonanzaufbau;
- Entwickeln einer geeigneten Stimmtechnik;
- ggf. Lautkorrektur und Sprechschulung.

Ein einheitliches Therapievorgehen existiert nicht. Seit über 100 Jahren hat sich u. a. die sog. „Schlaffhorst-Andersen-Methode" der ganzheitlichen Atem-, Stimm- und Sprachtherapie bewährt (siehe Saatweber 2007). Die Herangehensweise der funktionalen Stimmtherapie (FST) einschließlich ihres theoretischen Hintergrunds wird von Föcking und Parrino (2015) beschrieben. Die therapeutische Kommunikation besteht im Einsatz gezielter Reflexionsfragen, die als Anreiz zur Selbstwahrnehmung der Stimmproduktion des Patienten dienen. Es entsteht ein Dialog über die Patientenstimme, der durch aktuelle Stimmübungen und -erfahrungen vorangetrieben wird. Häufig reicht ein ausschließlich konservatives, störungsspezifisch übendes Vorgehen auf der Basis des individuellen Ausgangsbefunds nicht aus (siehe hierzu u. a. Bergauer und Janknecht 2011; Lang und Saatweber 2011; Hammer 2012; Brügge und Mohs 2014; Spiecker-Henke 2008, 2014).

Manchmal sind Umwege nötig, denn Probleme mit der Stimme sind nicht losgelöst von der Persönlichkeit des Patienten, seinem Lebenskontext und seiner Biografie zu sehen, weswegen die Stimmdiagnostik ganzheitlich erfolgen soll. Stimmprobleme können Reaktionen des Körpers auf eine nicht oder nicht adäquat verarbeitete Konfliktsituation sein. Das bedeutet erst einmal, mit dem Patienten sachlich, doch empathisch, also mit weichem, fürsorglichen Stimmton und langsamer Sprechrate, und ggf. angstabbauend zu sprechen, zum Beispiel, wenn eine Karzinophobie (Krebsangst) vorliegt. Gemeinsam mit dem Patienten ist herauszufinden, ob er bereit ist, etwas dagegen zu unternehmen und/oder in seinem Leben zu verändern. In solch einem therapeutischen Angebot geht es für den Betroffenen darum, Zusammenhänge zu erkennen und zu akzeptieren, die die Stimmsymptomatik bedingen und aufrechterhalten könnten, ggf. neue Muster des Fühlens bzw. Erlebens zu entwickeln. Hierauf muss sich der Patient einlassen können. Solange er sich unverstanden fühlt, wird er nicht riskieren, die der Symptomatik zugrundeliegenden psychodynamischen Konfliktkonstellation bloßzulegen bzw. aufdecken zu lassen und die Stimmsymptomatik aufzugeben, hat diese Somatisierung für ihn doch eine wichtige unbewusste Funktion; mangels anderer Bewältigungsmöglichkeiten stellt sie eine dem individuellen Konflikt angepasste Maßnahme, eine vorläufige Lösung, dar.

Umwege zu nehmen bedeutet, dass nicht direkt oder nicht ausschließlich die Stimmsymptomatik – wie eben skizziert – behandelt wird, sondern es werden ein Methodenpluralismus und eine **multimodale Vorgehensweise** gewählt, die i. d. R. **verschiedene Professionen** einschließt. Das kann verschiedene Maßnahmen umfassen, von denen nur wenige stichwortartig genannt werden, z. B.:

- **Medizinische Behandlung** einer zugrundeliegenden Erkrankung durch eine lokal medikamentöse Behandlung; operative Korrekturen von abweichenden anatomischen Gegebenheiten wie Wucherungen von Rachen- oder Gaumenmandeln; Verschluss von

Gaumen- oder Gaumen-Kieferspalten; Tumorentfernung; minimal-invasive phonochirurgische Eingriffe[14], wie z. B. die Entfernung eines Stimmlippenpolyps[15] oder anderer strukturell-organischer Veränderungen; Unterfütterung der Stimmlippen; stimmliche Anpassung bei Transsexuellen nach abgeschlossenen geschlechtsangleichenden Operationen.

- **Physikalische Maßnahmen** (Inhalationen; Reizstrombehandlung bei Lähmungen).
- **Physikalische Hilfsmittel** in Arbeitsräumen; für Lehrer in Klassenzimmern oder für Erzieher in Gruppenräumen in vorschulischen Kindertageseinrichtungen (Verbesserung der Raumakustik, z. B. von Nachhallzeiten durch Schall absorbierende Lösungen wie Trittschallschutz, Akustikdecken, besondere Möblierung als Schallabsorber u. ä.).
- **Umweltsensibles Verhalten** (z. B. Vermeidung von Luftverunreinigungen in Räumen; giftigen Dämpfen).
- **Entspannungstechniken** (z. B. Autogenes Training; Progressive Muskelentspannung; Tai Chi u. ä.).
- **Psychotherapeutische Intervention** (z. B. kognitive Verhaltenstherapie, systemische, Gestalt- und Integrative Therapie, psychoanalytisch orientierte Kurztherapie).
- **Individuelle Beratung** zu funktionellen Stimmaspekten.

Eine psychotherapeutische Intervention[16] zielt nicht auf eine direkte Änderung der Stimmsymptomatik, sondern auf die ihr zugrunde liegende Psychodynamik.

Stengel und Strauch (2005) betonen demgemäß, dass Arbeit an der Stimme bewusste Arbeit an der Person ist („Personale Stimmtherapie") – mitunter ein mühsamer Prozess. Generell sind mit Psychotherapie beachtliche Erfolge zu erzielen, wie die Psychotherapieforschung (in Anlehnung an die Paradigmen der medizinischen Wirksamkeitsforschung) ergab (z. B. Rabung und Leichsenring 2012; Leichsenring et al. 2013; Haskayne et al. 2014). Für viele Patienten reicht eine „Kurzzeittherapie" von maximal 25 Therapiesitzungen. Auch die Psychoanalyse bietet spezifizierte Formate, z. B. in der Interventionsform der psychodynamischen Kurzzeittherapie. Allerdings dürfen die so zu behandelnden Patienten keine Persönlichkeitsstörungen, keine depressiven Störungen oder Mehrfachdiagnosen haben und die Symptomatik sollte nicht gravierend sein. Eine psychotherapeutische Intervention kann durch psychische Widerstände des Patienten erschwert werden oder sie sogar unmöglich machen, und zwar dann, wenn sie dysfunktional werden. Das National Institute of Health and Care Excellence (NICE) in Großbritannien räumt in der klinisch-psychologischen Behandlung von Stimmstörungen der kognitiven Verhaltenstherapie einen hohen Stellenwert hinsichtlich der Erfolgshaftigkeit ein (siehe Miller et al. 2014). Für den Einzelfall ist nicht auszuschließen, dass sich eine psychogene Aphonie noch nach 2 bis 3 Jahren zurückbildet, sofern keine Vergesellschaftung mit psychiatrischen Störungen vorliegt, wie Kolbrunner et al. (2010) in einer Studie an 22 derart betroffenen Patienten zeigten. Allerdings benötigte mehr als die Hälfte der Patienten (59 %) im Durchschnitt nur 12 Wochen für die Stimmheilung.

Der formale Ablauf einer Therapie ist mit dem Patienten gemeinsam zu überlegen und abzuwägen: Soll eine Stimmtherapie gleichzeitig oder erst im Verlauf oder nach Abschluss

---

14 Das sind operative Methoden zum Erhalt, zur Verbesserung oder Wiederherstellung der stimmlichen Leistungsfähigkeit.

15 Das ist eine gutartige oberflächliche Schwellung, die die Stimmlippenschwingung mechanisch behindert.

16 Vor dem Hintergrund des 1999 in Kraft getretenen Psychotherapeutengesetzes kann in Deutschland jeder gesetzlich Krankenversicherte Kontakt zu einem Psychotherapeuten mit Krankenkassenzulassung aufnehmen, um eine Psychotherapie-Indikation klären zu lassen.

einer anderen Maßnahme, z. B. nach psychotherapeutischer Intervention, erfolgen? Bei einer funktionellen Aphonie ist eine Psychotherapie, die mit dem Werkzeug „Sprechen" arbeitet, aber nicht möglich. Soll im Einzelverfahren oder in der Gruppe therapiert werden? Eine Gruppentherapie von drei, maximal vier Teilnehmern ist gegenüber dem Einzelsetting zuweilen von Vorteil, weil sich durch die Beobachtung des Verhaltens anderer Patienten die Selbstwahrnehmung verbessern kann und sich in der Gruppe neue Lernmöglichkeiten eröffnen, vor allem zum sozialen Lernen.

Bei organischen Stimmstörungen ist mitunter nur eine Kompensation der gestörten Funktion zu erreichen. In der Stimmtherapie lernt der Patient dann mit der Symptomatik umzugehen. In diesem Sinn vermittelt Stimmtherapie auch Hilfe zur Selbsthilfe.

Literatur

Abresch J (1988) Stimmstörung als Krisenvertonung. Über biographische Einflüsse auf die Gewordenheit unserer Stimme und über die Entstehung funktioneller Stimmstörungen. Integrat Ther 1:40–62

Amon I (2009) Gut bei Stimme: richtig sprechen im Unterricht. Veritas Bildungsverlag, Linz (Buch mit CD)

Angellilo M, di Maio G, Costa G, Agellilo N, Barillari U (2009) Prevalence of occupational voice disorders in teachers. J Prev Med Hyg 50:26–32

Baker J (1998) Psychogenic dysphonia: peeling back the layer. J Voice 12:527–535

Barsties B (2012) Moderne Stimmdiagnostik: Hilfsmittel, Untersuchungsprozedur, Auswertung und Interpretation. Forum Logopädie 26:18–23

Barsties B, Maryn Y (2012) Der Acoustic Voice Quality Index in Deutsch. Ein Messverfahren zur allgemeinen Stimmqualität. HNO 60:715–720

Bergauer UG, Janknecht S (2011) Praxis der Stimmtherapie. Logopädische Diagnostik, Behandlungsvorschläge und Übungsmaterialien, 3. Aufl. Springer, Berlin Heidelberg

Böhme G (2004) Sprach-, Sprech-, Stimm- und Schluckstörungen. Urban & Fischer, München Jena

Brockmann-Bauser M, Bohlender J (2014) Praktische Stimmdiagnostik: Theoretischer und praktischer Leitfaden. Thieme, Stuttgart

Brügge W, Mohs K (2014) Therapie funktioneller Stimmstörungen. Übungssammlung zu Körper, Atem, Stimme, 7. Aufl. Reinhardt, München

Cantor Cutiva LC, Vogel I, Burdorf A (2013) Voice disorders in teachers and their associations with work related factors: a systematic review. J Commun Disord 46:143–55

Deary V, Miller T (2011) Reconsidering the role of psychosocial factors in functional dysphonia. Curr Opin Otolaryngol Head Neck Surg 19:150–154

Föcking W, Parrino M (2015) Praxis der Funktionalen Stimmtherapie. Springer, Berlin Heidelberg

Gutzeit SF, Neubauer A (2013) Auf Ihre Stimme kommt es an! Das Praxisbuch für Lehrer und Trainer, 2. Aufl. Beltz, Weinheim Basel

Hackworth R (2007) The effect of vocal hygiene and behavior modification instruction on the self-reported vocal health habits of public school music teachers. Int J Music Educ 25:20–28

Hammer SS (2012) Stimmtherapie mit Erwachsenen. Praxiswissen Logopädie, 5. Aufl. Springer, Berlin Heidelberg

Haskayne D, Hirschfeld R, Larkin M (2014) The outcome of psychodynamic psychotherapies with individuals diagnosed with personality disorders: a systematic review. Psychoanal Psychoth 28:115–138

Hasan R (2012) Das psychosomatische Symptom als verleiblichte Konfliktreaktion. Zeitschrift Funktionelle Entspannung Beiträge zu Theorie und Praxis 39:62–65

Hazlett DE, Duffy OM, Moorhead SA (2011) Review of the impact of voice training on the vocal quality of professional voice users: implications for vocal health and recommendations for further research. J Voice 25:181–191

Herbst CT, Oh J, Vydrova J, Švec JG (2015) Digital VHI – a freeware open-source software application to capture the Voice Handicap Index and other questionnaire data in various languages. Logoped Phoniatr Vocol 40:72–76

Holmqvist S, Santtila P, Lindström E, Sala E, Simberg S (2013) The association between possible stress markers and vocal symptoms. J Voice 27(6):787. e1–787.e10. doi:10.1016/j.jvoice.2013.06.012

Kallvik E, Lindström E, Holmqvist S, Lindman J, Simberg S (2015) Prevalence of hoarseness in school-aged children. J Voice 29(2):260. e1–260. e19. doi:10.1016/j.jvoice.2013.08.019

Kiese-Himmel C (2010) Die Globussensation – eine klinische Übersichtsarbeit. HNO 58:586–594

Kiese-Himmel C (2015) Klinisch-psychologische Bausteine in der Diagnostik funktioneller Dysphonien – eine Übersicht. Laryngo-Rhino-Otol 94:152–162

Kooijman PGC, de Jong FI, Thomas G, Huinck W, Donders R, Graamans K, Schutte HK (2006) Risk factors for voice problems in teachers. Folia Phoniatr Logop 58:159–174

Kolbrunner J, Menet AD, Seifert E (2010) Psychogenic aphonia: no fixation even after a lengthy period of aphonia. Swiss Med Wkly 140(1–2):12–17

Lang A, Saatweber M (2011) Stimme und Atmung. Kernbegriffe und Methoden des Konzeptes Schlaffhorst-Andersen und ihre anatomisch-physiologische Erklärung, 2. Aufl. Schulz-Kirchner, Idstein

Leichsenring F, Salzer S, Beutel ME, Herpertz S, Hiller W, Hoyer J, Huesing J et al (2013) Psychodynamic therapy and cognitive-behavioral therapy in social anxiety disorder. A multicenter randomized controlled trial. Am J Psychiatry 170:759–767

Mattiske JA, Oates JM, Greenwood KM (1998) Vocal problems among teachers: a review of prevalence, causes, prevention, and treatment. J Voice 12:489–499

Mau T (2010) Diagnostic evaluation and management of hoarseness. Med Clin North Am 94:945–960

Meuret S, Fuchs M, Lemke S, Hentschel B (2015) Fall-Kontroll-Studie zu berufsbedingten Dysphonien bei Lehrern. German Medical Science, 32. Wissenschaftliche Jahrestagung der Deutschen Gesellschaft für Phoniatrie und Pädaudiologie vom 24.–27. Sept. 2015 in Oldenburg. http://www.egms.de/static/de/meetings/dgpp2015/15dgpp38. shtml. Zugegriffen: 23. März 2016

Miller T, Deary V, Patterson J (2014) Improving access to psychological therapies in voice disorders: a cognitive behavioural therapy model. Curr Opin Otolaryngol Head Neck Surg 22:201–205

Minnema W, Stoll HC (2008) Objektive computergestützte Stimmanalyse mit "Praat". Forum Logopädie 22:24–29

Nawka T, Anders LC, Wendler J (1994) Die auditive Beurteilung heiserer Stimmen nach dem RBH-System. Sprache – Stimme – Gehör 18:130–133

Nawka T, Verdonck-de-Leeuw IM, de Bodt M, Guimaraes I, Holmberg EB, Rosen CA et al (2009) Item reduction of the Voice Handicap Index based on the original version and on European translations. Folia Phoniatr Logopaed 61:37–48

Nawka T, Wiesmann U, Gonnermann U (2003) Validierung des Voice Handicap Index (VHI) in der deutschen Fassung. HNO 51:921–929

Nawka T, Wirth G (2007) Stimmstörungen: Lehrbuch für Ärzte, Logopäden, Sprachheilpädagogen und Sprechwissenschaftler, 5. Aufl. Deutscher Ärzte Verlag, Köln

Nusseck M, Richter B, Echternach M, Dippold S, Spahn C (2014) Die Stimme – ein wichtiges Werkzeug im Lehrberuf. B & W Bildung & Wissenschaft 3:42–43

Nusseck M, Richter B, Echternach M, Spahn C (2015) Entwicklung eines Fragebogens zur Erfassung des stimmlichen Selbstkonzepts. HNO 63:125–131

Ohlsson AC, Andersson EM, Södersten M, Simberg S, Claesson S, Barregård L (2015) Voice disorders in teacher students – A prospective study and a randomized controlled trial. J Voice:. doi:10.1016/j.jvoice.2015.09.004

Ptok M, Schwemmle C, Iven C, Jessen M, Nawka T (2006) Zur auditiven Bewertung der Stimmqualität. HNO 54:793–802

Rabung S, Leichsenring F (2012) Effectiveness of long-term psychodynamic psychotherapy: First meta-analytic evidence and its discussion. In: Levy R, Ablon SJ, Kächele H (Hrsg) Psychodynamic psychotherapy research. Evidence-based practice and practice-based evidence. Humana Press, New York, S 27–49

Richter B, Echternach M (2010) Stimmdiagnostik und -therapie bei Angehörigen stimmintensiver Berufe. HNO 58:389–397

Richter B, Nusseck M, Spahn C, Echtemach M (2015) Effectiveness of a voice training program for student teachers on vocal health. J Voice:00098–00093. doi:10.1016/j.jvoice.2015.05.005

Roy N, Merrill RM, Gray SD et al (2005) Voice disorders in the general population: prevalence, risk factors, and occupational impact. Laryngoscope 115:1988–1995

Ruotsalainen J, Sellmann J, Lehto L, Verbeek J (2008) Systematic review of the treatment of functional dysphonia and prevention of voice disorders. Otolaryngol Head Neck Surg 138:557–565

Saatweber M (2007) Einführung in die Arbeitsweise Schlaffhorst-Andersen. Atmung, Stimme, Sprache, Haltung und Bewegung in ihren Wechselwirkungen. Schulz-Kirchner, Idstein

Schneider B, Bigenzahn W (2005a) Vocal risk factors for occupational voice disorders in female teaching students. Eur Arch Otorhinolaryngol 262:272–276

Schneider B, Bigenzahn W (2005b) How we do it: voice therapy to improve vocal constitution and endurance in female student teachers. Clin Otolaryngol 30:66–71

Schneider-Stickler B, Bigenzahn W (2013) Stimmdiagnostik. Ein Leitfaden für die Praxis, 2. Aufl. Springer, Wien

Simberg S, Laine A, Sala E, Rönnemaa AM (2000) Prevalence of voice disorders among future teachers. J Voice 14:231–235

Spiecker-Henke M (2008) Körperzentrierte Maßnahmen in der Stimmtherapie. Sprache – Stimme – Gehör 32:90–109

Spiecker-Henke M (2014) Leitlinien der Stimmtherapie, 2. Aufl. Thieme, Stuttgart

Stengel I, Strauch T (2005) Stimme und Person. Personale Stimmentwicklung. Personale Stimmtherapie, 5. Aufl. Klett-Cotta, Stuttgart

van Lierde KM, D'haeseleer E, Baudonck N, Claeys S, de Bodt M, Behlau M (2011) The impact of vocal warm-up exercises on the objective vocal quality in female students training to be speech language pathologists. J Voice 25(3):e115–e121. doi:10.1016/j.jvoice.2009.11.004

Vilkman E (2000) Voice problems at work: a challenge for occupational safety and health arrangement. Folia Phoniatr Logop 52:120–125

Vilkman E (2004) Occupational safety and health aspects of voice and speech professions. Folia Phoniatr Logop 56:220–253

Voigt-Zimmermann S (2010) Stimmbildung für Lehramtsstudierende – Die Situation an deutschen Hochschulen. LOGOS interdisziplinär 18:42–49

Voigt-Zimmermann S, Lampe K, Arens C (2014) Differenzialdiagnostik der Heiserkeit. Laryngo-Rhino-Otol 93:263–284

Waldersee N (2012) „Ach, ich fühl's". Gewalt und hohe Stimme, 3. Aufl. Kadmos, Berlin

Die Rolle der Stimme im Psychotherapie-Setting

Christiane Kiese-Himmel

© Springer-Verlag Berlin Heidelberg 2016
C. Kiese-Himmel, *Körperinstrument Stimme,* DOI 10.1007/978-3-662-49648-0_8

Stimmdynamik spiegelt Psychodynamik. ▶ Kap. 8 stellt die Bedeutung von „Stimme" in Beratung und verschiedenen Therapieinterventionen heraus. In diesem Zusammenhang wird auf einzelne psychotherapeutische Schulen, Methoden, Konzepte eingegangen, um den Stellenwert von Stimme in der Beziehung von Arzt/Therapeut und Patient/Klient zu beleuchten.

Stimme ist ein Medium zur Beziehungsgestaltung (▶ Abschn. 4.4) und ein Indikator für die Qualität der verbalen Kommunikation. Gesprochene Sprache gilt als ein wesentliches Werkzeug in der Beziehung zwischen Arzt bzw. Therapeut und Patient bzw. Klient[1] (Roter und Hall 1992). Patienten wertschätzen beim Arzt einen ernsthaften und besorgt klingenden Stimmton (Roter et al. 2006). Sie fühlen dann, dass Ihnen Respekt entgegengebracht wird. Wenn Ärzte die Tonhöhe senken und langsam sprechen, insbesondere bei der Übermittlung unerfreulicher Nachrichten, erleben Patienten das als mitfühlend. Auch besteht Grund zu der Annahme, dass Wärme, Empathie, Dauer der Interaktion sowie die Mitteilung positiver Erwartungen die Heilungsdauer signifikant beeinflussen (Kaptchuk et al. 2008). Während eine laute Stimme eher zur Rolle eines männlichen Arztes gehören soll (Mast et al. 2008), werden Ärztinnen mit lauter Stimme vom Patienten als besonders dominant wahrgenommen (Schmid Mast et al. 2011). Kiese-Himmel et al. (2012) stellten in einer empirischen Studie fest, dass die Stimme von Studierenden der Medizin im Vergleich zu Studierenden anderer Fächer im Verlauf ihres Studiums lauter wurde, vor allem bei männlichen Studierenden. Dieses interpretierten sie als ein Ergebnis sozialen Lernens, orientiert an Autorität, Kompetenz und sozialer Dominanz der Arztrolle im Sinne eines „heimlichen Lehrplans" („hidden curriculum"; Hafferty und Franks 1994).

Mit Bezug auf das Sozialgesetz hat in Deutschland jeder das Erstzugangsrecht zu einem Psychologischen Psychotherapeuten. In einem Erstgespräch plus bis zu 4 weiteren Sitzungen wird die Indikation für eine Psychotherapie geprüft, ggf. eine Diagnose gestellt und ein Therapieplan entworfen. In dieser „probatorischen Phase" ist die Stimme von beiden Parteien, Patient/Klient wie auch Psychotherapeut, nicht nur ein Werkzeug, sondern wirkt auch an der Entwicklung einer (therapeutischen) Beziehung mit.

In der Psychotherapie ist gesprochene Sprache und somit die Stimme das Hauptinstrument zur Problemdefinition wie auch zur Konfliktlösung (Russell 1993) – allerdings nur unter der Voraussetzung, dass zwischen Klient/Patient und Therapeut eine vertrauensvolle Beziehung besteht, die stimmliche Äußerungen überhaupt erst möglich macht. Der Patient/Klient muss spüren, dass der Therapeut bereit ist, sich auch in seinem Sprechausdruck auf ihn einzulassen. In der Regel spricht ein Therapeut ruhig und zurückgenommen. Hinsichtlich der verbalen Aktivität von therapeutischen Schulen gibt es große Unterschiede (Huber et al. 2012). Psychoanalytiker sprechen am wenigsten, Verhaltenstherapeuten am meisten. Somit ist der relative Patientenredeanteil in der *psychoanalytischen Therapie* am größten, der Stimmausdruck des Patienten/Klienten in der Therapiesitzung ist hier eine unverzichtbare diagnostische Informationsquelle, um Gefühle und Affekte wahrzunehmen. Der Psychoanalytiker, der hinter seinem Patienten sitzt, ist darauf angewiesen, den Stimmausdruck seines Patienten/Klienten und die durch diesen transportierten (unbewussten) Botschaften zu erfassen, da er dessen Gesichtsausdruck allenfalls nachrangig wahrnehmen kann. Wenn er nur mit der Semantik des Gesprochenen arbeitet, besteht die Möglichkeit, leicht die Abwehr von Emotionen zu übersehen. Der Stimmklang kann Emotionen er-

---

1   In medizinisch-ärztlicher Tradition, in den therapeutischen Gesundheitsfachberufen (früher: Medizinal-Fachberufe genannt), ist die Bezeichnung „Patient" gebräuchlich. Auch in der Richtlinienpsychotherapie wird von „Patient" gesprochen. In Abhängigkeit von der schulischen Ausrichtung einer Psychotherapie ist durchaus die Bezeichnung „Klient" üblich, ebenso im persönlichen Sprachgebrauch vieler Psychotherapeuten.

kennen lassen, die ein Sprecher nicht zulassen will. Mit dem Sprachinhalt wird der Inhaltsaspekt (siehe Watzlawick et al. 1974) in den Mittelpunkt gestellt, was von der Emotionalität ablenkt, doch die Stimme des Patienten/Klienten bahnt einen Zugang zu seinem Unbewussten. Der Patient ist gleichermaßen auf die Wahrnehmung der Stimme des Psychoanalytikers und deren Nuancierungen angewiesen, da er ihn nicht oder eingeschränkt sehen kann. Dessen Stimme kann ihm zu neuen affektiven Erfahrungen verhelfen und schafft mit ihrem warmen Klang eine vertrauensvolle Atmosphäre für eine Therapiestunde. Die zeitliche Bezogenheit stimmlicher Aspekte, wie Stimmführung, Sprechtempo und Artikulation zwischen Therapeut und Patient/Klient („paraverbale Synchronie"), ist keinesfalls zufällig. Die Stimme ist ein Indikator für „therapeutische Übertragung" (der Patient/Klient verschiebt Gefühle und/oder Haltungen aus personalen Beziehungen der frühen Kindheit sowie Fantasien und/oder Handlungsimpulse auf den Therapeuten) und für „Gegenübertragung" (der entsprechende Vorgang auf Seite des Therapeuten: also, was durch die Stimme des Patienten im Therapeuten ausgelöst wird).

Für Panknin und Schürmann (2008, S. 288) haben Sprech- und Stimmkunst nicht nur ihren Platz auf der Bühne, sondern deren Charakteristika sind auch die Basis jeder psychotherapeutischen Intervention. In einem Aufsatz mit dem Untertitel „Die Stimme als ästhetisches Element in der analytischen Aufführung" beschreibt Pflichthofer (2005), wie der Psychoanalytiker seinem Patienten in der Therapiesitzung ein ästhetisches Erleben ermöglicht, das seine bisherigen Wahrnehmungsweisen verändern kann. Dabei nimmt sie Bezug auf das Konzept der „Aufführung" der Theaterwissenschaftlerin Erika Fischer-Lichte, das die „leibliche Ko-Präsenz von Akteuren und Zuschauern" thematisiert. Durch seine physische Präsenz trägt der Zuschauer eine Aufführung und wird zu einem Mitspieler („Ko-Subjekt"). Pflichthofer sieht auch die psychoanalytische Therapiestunde als leibliche Aufführung. In der Interaktion zwischen Patient und Analytiker wird der analytische Raum zum performativen Raum; er unterliegt ständiger Veränderung durch die gegenseitige Wahrnehmung beider Teilnehmer.

Die Stimme des Unbewussten bewusstzumachen, ist ebenfalls Anspruch der *Gestalttherapie*, die ihre theoretischen Wurzeln u. a. in der Psychoanalyse hat. Sie nutzt die Stimmqualität von Patient/Klient als einen klangtherapeutischen Zugang. Der Klang sagt alles, nicht der Inhalt von Sätzen. Der Satzinhalt ist sekundär (siehe Perls 2002; Perls und Baumgardner 1990). Zum Beispiel kann der Patient/Klient gebeten werden, einen bestimmten Stimmklang zu wiederholen und dessen Wirkung zu interpretieren, was später Ausgangspunkt für eine gesprächspsychotherapeutische Intervention sein kann. Ein auf der Gestalttherapie gründender stimmpsychologischer Ansatz ist das sog. „Stimmhaus-Konzept" für die Balance von Stimme und Persönlichkeit (Waibel 2007). Es zielt auf die Entwicklung eines Individuums durch die Stimme, die sog. „Stimmpersönlichkeit" – ein von Waibel vor 20 Jahren formulierter Begriff – und geht damit weit über das Format eines Therapiekonzepts hinaus.

Nicht nur, *was* gesagt wird, ist von Bedeutung, sondern vor allem, *wie* es gesagt wird. „Die Stimme 'kommentiert' oft die inhaltlichen Themen" (Witulski 2006, S. 4). Besteht eine Diskrepanz zwischen Stimm- und Sprachausdruck („neuronale Dissonanz"), die den Hörer verwirrt oder widersprechen sich beide gar, sind also nicht stimmig, dann ist dem Stimmausdruck Glauben zu schenken. Die Stimme lügt nicht, nur sie transportiert Hinweise auf die wahre emotionale Befindlichkeit. In diesem Sinn hat die Stimme „das letzte Wort". Inkongruenzen zwischen dem Tonfall und dem Inhalt der gesprochenen Worte spielen eine bedeutsame Rolle in der *Kommunikationstherapie*.

Das Gespräch ist nahezu für jede Therapieform und für die supervisorische Kommunikation in der Therapie ein zentrales Handwerkszeug; es begleitet Veränderungsprozesse in Beratung/ Therapie und Supervision (Witulski 2006). Panknin und Schürmann (2008, S. 284) formulieren demgemäß: „Die Stimme ist also ein wesentlicher, wirksamer Bestandteil jeder therapeutischen Intervention und kann das Tor zur Veränderung öffnen oder auch geschlossen halten". In Interventionssituationen (Beratung, Psychotherapie) ist die „Stimme" des Beraters/Therapeuten ein Medium zur verbalen und nonverbalen Beziehungsgestaltung und die Stimme des Patienten/Klienten ein „Aufhänger", um dessen Emotionen aufzuspüren. Aus diesem Grund ist stets der Stimmklang beider „Parteien" in das psychotherapeutische Geschehen mit einzubeziehen. Über den Stimmklang kann Empathie vermittelt werden oder lediglich Sachinteresse. Das gilt ganz besonders für die *Gesprächspsychotherapie* und die *Klientenbezogene Gesprächsführung*, die sich durch ein besonderes „Therapieklima" und durch bestimmte Therapeutenmerkmale definieren: durch ein Klienten-zentriertes Therapeutenverhalten, das positiv wertschätzend, verständnisvoll, akzeptierend ist und es so dem Klienten erleichtert, sein problembehaftetes Verhalten mit dem Therapeuten zu diskutieren. Der Therapeut demonstriert eine Kongruenz von Stimme und Inhalt („Echtheit", „Wahrhaftigkeit"); er präsentiert sich stimmig. Durch die psychologische Wirkung der Stimme und durch sprachliche Inhalte kann der Klient Modifikationen seines Verhaltens und/oder Erlebens einleiten. Ganz besonders die Gesprächspsychotherapie ist ein Prozess der personalen Kommunikation.

Storytelling (▶ Abschn. 4.6.2) ist eine therapeutische Technik in der *narrativen Psychotherapie*, ein Erzählvorgang im Dialog zwischen Klient und Therapeut, um den Gestaltungsraum eines Klienten zu erweitern. Der Klient erzählt seine Geschichte, die die Problematik beinhaltet, der Therapeut erzählt Geschichten, die Lösungsmethoden beinhalten; und aus der Therapeut-Klient-Beziehung wiederum entwickelt sich eine eigene Geschichte.

Eine psychotherapeutische Technik, die auf einer Integration verschiedener Therapierichtungen (Gestalttherapie; Transaktionsanalyse; Psychodrama; Psychosynthese) aufbaut, ist der *Voice Dialogue* („Stimmendialog"). Er kann in verschiedenen Therapieformen eingesetzt werden, um dem „Ich" zu mehr Bewusstsein zu verhelfen – in der Einzeltherapie ab dem Jugendalter, aber auch in der Paar- oder Familientherapie im Erwachsenenalter (Wille 1991). Eine Kontraindikation besteht in der Therapie von Psychosen. Beim Voice Dialogue handelt es sich um einen humorvollen Kommunikationsprozess, um eine Gesprächsmethode, basierend auf den Erkenntnissen zur Persönlichkeitsstruktur eines Menschen des Schweizer Psychiaters Carl Gustav Jung (1875–1961), dem Begründer der analytischen Psychologie. Der Voice Dialogue will ein Gleichgewicht zwischen den Unter-Persönlichkeiten oder Stimmen eines Patienten/Klienten (das sind die Basiseinheiten seiner Psyche) und seinem Ich (der handelnde Teil der Persönlichkeit) herstellen. Mit den Unter-Persönlichkeiten in einen Dialog zu treten, das ermöglicht ihm, ein inneres Bild von sich zu erhalten. Die Unter-Persönlichkeiten lassen sich in zwei Gruppen zusammenfassen: in die abgelehnten (das sind verleugnete oder entwertete Teile der Persönlichkeit) und in die (über)-identifizierten (das primäre Selbst). In der Therapiesituation kann jede Unter-Persönlichkeit angesprochen werden. Aufgrund der starken Identifizierung mit einer Unter-Persönlichkeit ist möglicherweise die Entwicklung des eigenständigen Ichs beeinträchtigt.

Vor Beginn der Therapie muss der Therapeut – er heißt hier Facilitator (also Vermittler, Moderator, Unterstützer, Prozessbegleiter) – eine Einführung in den Voice Dialog anbieten und für diesen beim Patienten/Klienten Akzeptanz finden; andernfalls ist diese Technik nicht anwendbar. In der praktischen Umsetzung sitzt in der Mitte der Patient/Klient, also das Ich, auf einem Stuhl, dem „Ego-Platz". Um ihn herum befinden sich leere Stühle für seine Unter-Persönlichkeiten, also örtlich abgegrenzt. Damit erhalten auch diese Stimmen einen eigenen Platz und können sich öffnen. Jede Stimme benötigt hierfür Zeit. Der Therapeut kommt mit dem Patienten/Klienten, dem Ich, ins Gespräch. Die Aussagen des Patienten/Klienten führen zur Entdeckung bestimmter Unter-Persönlichkeiten, sprich verleugneten und identifizierten

Stimmen, mit denen dann wie mit realen Personen gesprochen wird. In dieser Weise arbeitet der Therapeut prozessorientiert. Sollte eine Unter-Persönlichkeit das Ich erdrücken, wird der Therapeut in ein Gespräch mit ihr treten. Rittner (2006) spricht von der „Magie der Stimme in der Psychotherapie".

Janovs *Urschrei-Therapie*, eine Psychotherapieform mit fehlender wissenschaftlicher Anerkennung, verspricht eine heilsame Regression[2] durch die Stimmaktivität „Schreien" (Janov 1982). Der US-amerikanische Psychologe Arthur Janov erweiterte die Neurosenlehre um die Annahme, dass bereits vorgeburtliche Beeinträchtigungen (und nicht nur solche unter der Geburt im Sinne einer traumatischen Erfahrung) zu schmerzhaften Prägungen führen. Zu diesem Urschmerz will er einen Zugang, eine Primärerfahrung, schaffen, um ihn ver- bzw. aufarbeiten zu können. Das adressiert die „Urschrei-Therapie" in einer 2- bis 3-wöchigen Intensivphase von durchschnittlich einstündigem Schreien mit anschließender Entspannung und monatelanger Nachbetreuung.

Eine *auf Musik basierende Atemtherapie* umfasst u. a. das Singen, was erfolgreich bei asthmakranken Kindern eingesetzt wurde. Die Singstimme ist aber vor allem der Schlüssel zu depressiven, dementen oder gerontopsychiatrischen[3] Patienten. Singen, der Einsatz der Stimme zum Gesang, kann heilsam sein (Bossinger 2006), denn es steigert das Wohlbefinden im Sinne einer Stimmungsverbesserung. Daher hat die Stimme zentrale Bedeutung in der *psychotherapeutisch orientierten Musiktherapie* und gilt als Wirkfaktor in der *„körperorientierten Musikpsychotherapie"* (Rittner 2008). Singen belebt die inneren Resonanzräume und regt die Ausschüttung körpereigener Signalstoffe an, sog. „Glückshormone" wie Beta-Endorphin, Oxytocin, Noradrenalin, Serotonin und insbesondere Dopamin. Diese wirken als „Stimmungsaufheller". Das trifft im Übrigen auch für das gemeinsame Singen in der Altenhilfe oder mit pflegebedürftigen Personen zu. Ein solches Singen steigert die Wachheit, es ist Kommunikation, durch die Beziehungsaufnahme ermöglicht wird. Mit der Veränderung in der Stimmung ändert sich auch die Stimme. Durch Singen bemerken diese Menschen häufig erst, dass sie überhaupt noch eine Stimme haben, was ihr Selbstwertgefühl steigern und ihnen neue Wege der Kommunikation eröffnen kann. Singen hat für den alten Menschen zudem die Bedeutung, dass an bestimmte Melodien individuelle Erinnerungen und Gefühle gebunden sind, zu denen sonst kein Zugang mehr möglich ist. So können Melodien ein Stimulus sein, durch den der Zugriff auf vermeintlich Nicht-Abrufbares möglich wird.

Singen erschließt nicht nur ungenutzte stimmkommunikative Ausdrucksressourcen, sondern weckt auch die Selbstheilungskräfte des Menschen und darf als eine „Selbstbewältigungsstrategie" verstanden werden (Adamek 2008). Daher wird es in Selbsthilfegruppen in der Krebsnachsorge oder bei Suchtpatienten eingesetzt sowie in der Musiktherapie mit krebskranken und behinderten Kindern (Maurer-Joss 2011). Singen in der Gruppe fördert das soziale Empfinden, die Verbundenheit mit den Anderen und soziale Resonanz. Nicht zuletzt wird in der Musiktherapie die Stimme zuweilen auch als Instrument in der Improvisation eingesetzt, was jedoch einer hohen Vertrautheit mit der therapeutischen Beziehung bedarf, da die Stimme eine sehr intime Form emotionalen Ausdrucks ist. Stimmimprovisation erlaubt eine Vielfalt an Stimmerfahrungen, auf denen in der Psychotherapie weiter aufgebaut werden kann. Etwa im Psychodrama, einer an das Theater angelehnte psychotherapeutische Methode bzw. ein Rollenspiel in der Gruppe, auf Jakob L. Moreno (1889–1974) zurückgehend. In einer therapeutischen Sitzung wird eine Person zur Hauptperson, zum Protagonisten; sie drückt ihre Probleme nonverbal und

---

2   Meint hier die Rückkehr zu kindlichen Verhaltensmustern.
3   Damit sind ältere/alte Menschen mit psychischen Erkrankungen gemeint.

verbal, also mittels Stimme, ihrer Intonation und Sprache aus. Der improvisatorische Einsatz der Stimme ist beim Klienten/Patienten nicht selten mit einem Rückfall auf eine frühere Stufe seiner psychischen Entwicklung verbunden.

Musiktherapie arbeitet nicht nur mit dem Klang der Stimme, sondern auch körpertherapeutisch mit Klängen. Das schließt den Klang von Musikinstrumenten oder besonderen Klangspielen ein, wie Klangschalen, Zimbeln oder Körpertambura. Hier liegt die Schnittstelle zur *meditativen Therapie*. Zur Bedeutung der Stimme in der Musiktherapie sei an dieser Stelle beispielhaft auf Rittner (1991, 2006, 2008) und Engert-Timmermann (2013) verwiesen.

Sound Work (Mastnak 2000) bezeichnet einen Methodenkomplex aus der musik-körpertherapeutischen Praxis, die von einem eigenen therapierelevanten Persönlichkeitskonzept mit vier Dimensionen ausgeht, welche psychotherapeutisch fundamental sind. Ihre diagnostische Abklärung ermöglicht zielgerichtete Hinweise zur Therapieplanung (Sound Coping; Sound Focusing; Sound Balancing; Sound Energising).

Stimme wird als Medium genutzt, um Bewusstseinszustände zu verändern. In Entspannungstrainings bzw. im *Autogenen Training* ist die Stimme des Therapeuten ein suggestives Medium, das dem Klienten sich zu entspannen erlaubt. In *Hypnotherapien* wird die Stimme verwendet, um einen Zustand des eingeengten wachen Bewusstseins („Trance") herbeizuführen. Trojan (1960) hat Stimmaufnahmen von Hypnotiseuren analysiert und zwei Kategorien unterschieden. Die erste Kategorie zeichnet sich dadurch aus, dass ein Hypnotiseur von stimmlichen Ausdrucksmitteln sparsam Gebrauch macht; eine monotone Stimme ist vorherrschend. In der zweiten Kategorie intendiert ein Hypnotiseur, motorische und sensorische Reaktionen zu wecken.

Auch die *Telefonseelsorge* beruht auf dem Zugang zum Gegenüber durch den Klang der menschlichen Stimme, allerdings technisch vermittelt. Akute Kriseninterventionen in der Psychiatrie und Psychotherapie am Telefon basieren u. a. ebenfalls auf dem tonalen Zugang zu Patient/Klient.

Die Musiktherapeutin Dorothee v. Moreau hat vor 25 Jahren in einem Aufsatz die wichtige Frage gestellt, was denn beim gezielten therapeutischen Einsatz der Stimme der Wirksamkeitsfaktor ist. Auf dem Hintergrund ihrer praktischen Erfahrungen mit verschiedenen Krankheitsbildern geht sie davon aus, dass die Arbeit an der Stimme „ein breites therapeutisches Wirkungsspektrum an der „Nahtstelle" psychophysischer Zusammenhänge" ist (Moreau 1990, S. 163). Der wichtigste Punkt sei ihr jedoch „der Aspekt der zwischenmenschlichen Nähe im Ausdruck der Stimme" (S. 164).

Manche halten die Stimme sogar für ein „Heilmittel" (z. B. Krautschick 1994, S. 91). Der „heilenden Kraft der Stimme" im Sinne stimmlichen Zuwendung hat Annette Cramer (1998) ein ganzes Buch gewidmet und Friederike von Hodenberg demonstrierte 1999 die therapeutische Wirkung der Stimme anhand von Fall-Vignetten in der Onkologie (Hodenberg 1999). In ihrem 2013 erschienenen Buch betont sie erneut die heilsame Wirkung der Stimme als unmittelbares Instrument in der Begegnung mit Schwerstkranken, die nicht mehr auf eine kurative Therapie ansprechen sowie mit Sterbenden (Hodenberg 2013).

Die interaktional orientierte Stimmwirkungsforschung hat gezeigt, dass tiefe Stimmen als sympathisch und dass hohe Stimmen eher als unsympathisch erlebt werden (▶ Abschn. 4.6.1). Der Therapieforschung fehlen – im Gegensatz zu der Stimmwirkungsforschung im medialen Bereich – weitgehend Untersuchungen zur Wirkung des stimmlichen Ausdrucks (z. B. Bucci 1982). Rosenthal et al. (1984) ließen Studierende die Stimme von männlichen und weiblichen Therapeuten (Psychologen, Psychiater, Berater, Sozialarbeiter) in kurzen Sprechclips beurteilen, in denen diese über alkohol- und drogensüchtigen Patienten sprachen. Es sollte festgestellt werden, ob ihre Stimme den Stimmton vorhersagen konnte, den sie im Gespräch mit denselben Patienten haben. Das gelang nicht nur statistisch signifikant, sondern auch in beachtlichem Ausmaß. Therapeuten, die über Patienten in einer kühlen, ablehnenden, selbstherrlichen Art sprachen, tendierten auch im Patientengespräch zu einer kühlen, professionellen Sprechweise. Therapeuten, die in einer nicht dominanten, warmen und fürsorglichen Art über die Patienten sprachen, tendierten auch im Gespräch mit ihnen zu einer warmen und aufrichtigen Sprechweise.

Es mutet paradox an, aber Stimme kann in der Therapie eine Rolle spielen – selbst ohne den anatomischen Stimmapparat und ohne jegliche Lautlichkeit. Zum Beispiel achtet der Patient/Klient auf seine „innere Stimme", wenn es um die Frage geht, ob die „Chemie" zwischen ihm und dem Therapeuten stimmt. Im Psychodrama (s. o.) werden z. B. durch eine bestimmte Handlungstechnik zum Anstoß von Entwicklungs- und Veränderungsprozessen, dem sog. „Doppeln" (Einfühlung der doppelnden Person in den Protagonisten bzw. umgekehrt in den Spielleiter/Therapeuten oder Berater), Anregungen in den Kanon der eigenen inneren Stimmen aufgenommen. Und: „Dauerhafte Wirksamkeit erreichen therapeutische Gespräche erst dann, wenn sie in Gestalt eines ‚inneren Dialogs' weitergehen, in dem der Patient eine eigenständige ‚innere Stimme' zu entwickeln vermag" (Krautschick 1994, S. 91). So nähert er sich dem Ziel einer stimmigen, authentischen Persönlichkeit.

Literatur

Adamek K (2008) Singen als Selbsthilfe. Zur Empirie und Theorie von Alltagsbewältigung, 4. Aufl. Waxmann, Münster

Bossinger W (2006) Die heilende Kraft des Singens. Traumzeit-Verlag, Battweiler

Bucci W (1982) The vocalization of painful affect. J Commun Disord 15:415–440

Cramer A (1998) Das Buch von der Stimme. Ihre formende und heilende Kraft verstehen und erfahren. Walter, Zürich, Düsseldorf

Engert-Timmermann W (2013) Die Stimme in der Musiktherapie. Reichert, Wiesbaden

Hafferty FW, Franks R (1994) The hidden curriculum, ethics learning and the structure of medical education. Acad Med 69:861–871

von Hodenberg F (1999) Die Stimme in der Sterbebegleitung. Musikther Umsch 20:358–363

v HF (2013) Die Stimme an den Grenzen des Lebens. Tagebuch einer Musiktherapeutin. Reichert, Wiesbaden

Huber D, Schmuck A, Kächele H (2012) Die verbale Aktivität in therapeutischen Dialogen. Ein exemplarischer Vergleich. Forum Psychoanal 28:299–309

Janov A (1982) Der Urschrei. Ein neuer Weg der Psychotherapie. Fischer, Frankfurt am Main

Kaptchuk TJ, Kelley JM, Conboy LA, Davis RB, Kerr CE, Jacobsen EE et al. (2008) Components of placebo effect: randomised controlled trial in patients with irritable bowel syndrome. BMJ 336:999–1003

Kiese-Himmel C, Himmel W, Rodenstock M, Scherer M (2012) Is a change in vocal loudness a first step towards becoming a doctor? Swiss Med Wkly 142:w13534. doi:10.4414/smw.2012.13534

Krautschick A (1994) Die Stimme in der Arzt-Patienten-Beziehung. Musik Tanz Kunst Ther 5:91–93

Mast MS, Hall JA, Köckner C, Choi E (2008) Physician gender affects how physician nonverbal behavior is related to patient satisfaction. Med Care 46:1212–1218

Mastnak W (2000) Sound Work. Therapie mit Stimme und Körper. Musik Tanz Kunstther 11:119–125

Maurer-Joss S (2011) Dem Leben eine Stimme geben. Zur Bedeutung der Stimme in der Musiktherapie mit behinderten und krebskranken Kindern. Reichert, Wiesbaden

von Moreau D (1990) Brückenschlag zwischen innen und außen. Musikther Umsch 11:160–165

Panknin H, Schürmann U (2008) Die Stimme des Therapeuten. Beziehung und Stimme. Musikther Umsch 29:284–289

Perls FS (2002) Gestalt-Therapie in Aktion, 9. Aufl. Klett-Cotta, Stuttgart

Perls FS, Baumgardner P (1990) Das Vermächtnis der Gestalttherapie. Klett-Cotta, Stuttgart

Pflichthofer D (2005) Hörräume – Klanghüllen. Die Stimme als ästhetisches Element in der analytischen Aufführung. Forum Psychoanal 21:333–349

Rittner S (1991) Körper, Stimme und Gefühl. Zur Bedeutung der Stimme in der Musiktherapie. In: Decker-Voigt HH (Hrsg) Musik und Kommunikation. Hamburger Jahrbücher zur Musiktherapie. Eres., Lilienthal/Bremen, S 114–132

Rittner S (2006) Die Magie der Stimme in der Psychotherapie. In: Decker-Voigt HH, Spintge R (Hrsg) Musik und Gesundsein, Halbjahreszeitung für Musik in Therapie, Medizin und Beratung. Reichert, Wiesbaden, S 10–13

Rittner S (2008) Der Wirkfaktor Stimme in der Psychotherapie / in der Musiktherapie. Musikther Umsch 29:201–220

Rosenthal R, Blanck PD, Vanicelli M (1984) Speaking to and about patients: Predicting therapists' tone of voice. J Consult Clin Psychol 52:679–686

Roter DL, Hall JA (1992) Doctors talking to patients/patients talking to doctors. Improving communication in medical visits, 2. Aufl. Praeger, Westport, London

Roter DL, Frankel RM, Hall JA, Sluyter D (2006) The expression of emotion through nonverbal behavior in medical visits. Mechanisms and outcomes. J Gen Intern Med 21 (Suppl. 1):28–34

Russell RL (Hrsg) (1993) Language in psychotherapy: strategies of discovery. Plenum Press, New York

Mast SM, Hall JA, Cronauer CK, Cousin G (2011) Perceived dominance in physicians: are female physicians under scrutiny? Patient Educ Couns 83:174–179

Trojan F (1960) Die Stimme des Hypnotiseurs. Folia Phoniatr (Basel) 12:137–144

Waibel J (2007) Die Identität der Stimm-Persönlichkeit und das Stimmhaus-Konzept als arbeits- und stimmpsychologische Methode der Stimm-Begegnung. Zeitschrift für Gestaltpädagogik 18:3–14

Watzlawick P, Beavin JH, Jackson DD (1974) Menschliche Kommunikation. Formen, Störungen, Paradoxien Bd. 4. Huber, Bern

Wille A (1991) Voice Dialogue – Dialog der Stimmen. Prax Kinderpsychol Kinderpsychiatr 40:227–231

Witulski H (2006) Das Phänomen Stimme in Beratung und Supervision. LOGOS Interdisziplinär 14:4–16

Zusammenfassung und Schlusswort

Christiane Kiese-Himmel

© Springer-Verlag Berlin Heidelberg 2016

C. Kiese-Himmel, *Körperinstrument Stimme*, DOI 10.1007/978-3-662-49648-0_9

Abschließend werden einige Kernaussagen aus dem Inhalt der vorangehenden acht Kapitel getroffen.

„Stimme" ist ein traditioneller Forschungsgegenstand; viele Wissenschaftsdisziplinen haben zu unserem heutigen Wissensstand über sie beigetragen. Es erstaunt nicht, dass die Ergebnisse oft selektiv sind, da sie aus spezifischen Perspektiven oder aus der empirischen Prüfung von Studienhypothesen mit ausgesuchten statistischen Methoden resultieren. Abschließend fasse ich einige Kernaussagen zusammen, die ich zuvor kapitelweise zusammengetragen und dargestellt habe, um einen breiten, nicht eingeengten, Überblick zum Phänomen „Stimme" zu ermöglichen.

Ausatemluft löst Schwingungen der Stimmlippen im Kehlkopf aus, die Luft entweicht als Schallwelle nach oben. Das Resultat ist Stimme; ihre Tonhöhe hängt davon ab, wie oft der Schwingungsvorgang pro Sekunde erfolgt. Im Ansatzrohr (Vokaltrakt), das oberhalb des Kehlkopfs beginnt und an den Mundlippen endet, wird der Ton verstärkt und geformt. Die Beschaffenheit der Stimme wird durch die individuellen anatomischen Gegebenheiten des Stimm- und Sprechapparats bestimmt, dessen Resonanzräume den persönlichen Stimmklang ausmachen wie auch vom Körperbau und der Körperlänge eines Menschen. Kortikale und subkortikale Bahnen sind in der willentlichen wie auch spontanen Stimmproduktion involviert.

Als mediales Phänomen dient Stimme zur Übermittlung extralinguistischer (außersprachlicher), linguistischer (lautsprachlicher) und paralinguistischer (sprechbegleitender) Information, die ein Hörer in ein Gesamtbild vom Gesprächspartner einpasst und die ihm einen „Mehrwert" ermöglicht. Stimme und Sprechweise haben eine hohe psychologische Wirkung auf einen Hörer. So sind frühe Welterfahrungen vor allem stimmlich vermittelt. Aber auch physiologische Zustände, (konstante) Persönlichkeitsmerkmale, variable Emotionsmerkmale, nationale Varietäten, dialektale Färbungen, Interaktionsrollen oder Krankheitszeichen lassen sich an der Stimme erkennen. Stimme ist ein dynamischer und flexibler Kanal des Selbstausdrucks.

Stimme verändert sich auf biografischem Hintergrund. In jedem Lebensalter ist sie ein aufmerksamkeitserregendes Phänomen, im Alltag sowie in der Kunst.

Man kann Stimme nicht nur als Zuhörer erleben, man kann sich mit ihr aktiv verhalten, und man kann lernen, dieses persönliche Körperinstrument zu spielen bis hin zum ästhetisch-künstlerischen Ausdruck in der Sprech- oder Singstimme. Stimme ist in Abhängigkeit von kulturellen, sozialen und persönlichen Lebenskontexten wandelbar. Stimme ist formbar, Stimm- und Sprechverhalten sind trainier- und optimierbar.

Stimme ist aber auch leicht störbar. Ihre Fehlbeanspruchung führt zu Heiserkeit und Stimmermüdung, ersten Symptomen einer Stimmstörung. In der Therapie von klinischen Stimmstörungen ist eine interdisziplinäre Kooperation von Phoniatrie, Logopädie/Stimmtherapie, häufig auch Psychotherapie, sinnvoll.

Dass Stimme überaus einflussreich ist, hat schon der römische Dichter und Philosoph Lucius Annaeus Seneca mit folgendem Zitat ausgedrückt:

»   Consilium nemo clare dat.
Einen guten Rat gibt niemand mit lauter Stimme.
Seneca, Epistulae morales ad Lucilium 38, 1.
Briefe über Ethik, übersetzt von Manfred Rosenbach, Darmstadt 1995, Brief 38, 1.

Denn eine laute Stimme wirkt nicht warm, verständnisvoll, fürsorglich, empathisch. Sie stört die vertrauensvolle Beziehung zum Hörer und belastet zudem den Stimmapparat des Sprechers.

Serviceteil

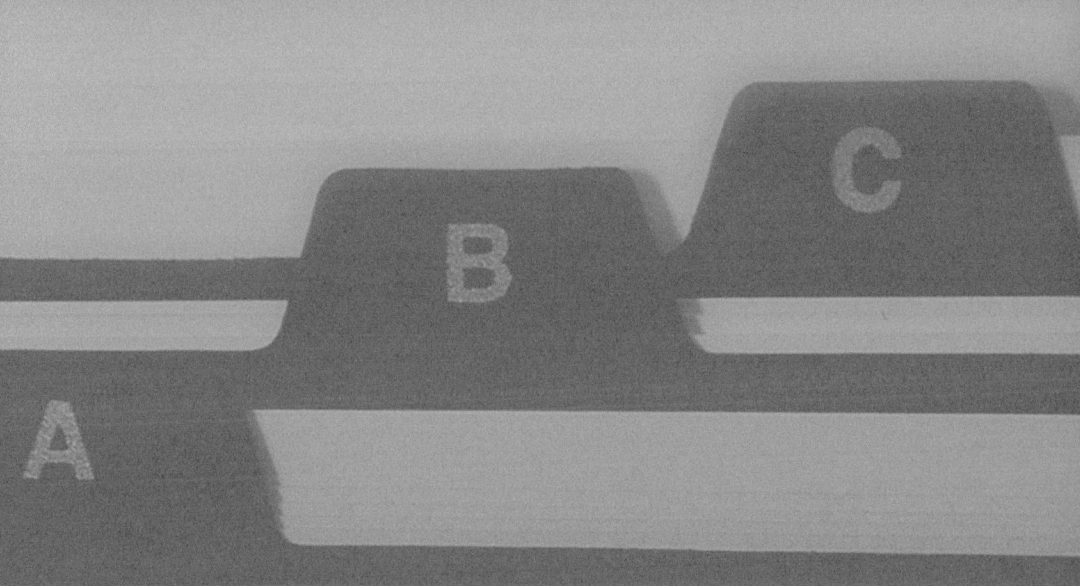

© Springer-Verlag Berlin Heidelberg 2016
C. Kiese-Himmel, *Körperinstrument Stimme*, DOI 10.1007/978-3-662-49648-0

Stichwortverzeichnis

Stichwortverzeichnis

V

W

Z

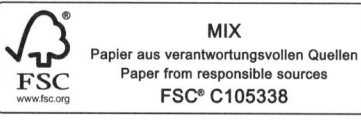

If you have any concerns about our products,
you can contact us on
ProductSafety@springernature.com

In case Publisher is established outside the EU,
the EU authorized representative is:
Springer Nature Customer Service Center GmbH
Europaplatz 3, 69115 Heidelberg, Germany

Printed by Libri Plureos GmbH
in Hamburg, Germany